Sascha Lutz

BASISWISSEN: Glücksspielsucht

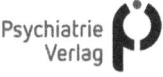

Psychiatrie
Verlag

Die Reihe Basiswissen wird herausgegeben von:
Michaela Amering, Ilse Eichenbrenner,
Michael Eink, Klaus Obert und Wulf Rössler

Sascha Lutz
Basiswissen: Glücksspielsucht
Basiswissen 30
1. Auflage 2016
ISBN-Print: 978-3-88414-636-1
ISBN-PDF: 978-3-88414-885-3

Bibliografische Informationen der Deutschen Nationalbibliothek
Die Deutsche Nationalbibliothek verzeichnet diese Publikation in
der Deutschen Nationalbibliografie; detaillierte bibliografische Daten
sind im Internet über http://dnb.ddb.de abrufbar.

Weitere Informationen zu psychischen Störungen und ihrer Behandlung
im Internet unter: www.psychiatrie-verlag.de

Lektorat: Uwe Britten, textprojekte, Eisenach
Umschlaggestaltung: Iga Bielejec, Nierstein,
unter Verwendung einer Fotografie von Charles Taylor, Fotolia.de
Typografie und Satz: Iga Bielejec, Nierstein
Druck und Bindung: CPI books GmbH, Ulm

Vorwort

Die Walzen drehen sich. In Sekundenschnelle entscheidet sich, ob es ein guter Tag werden kann.

Ein Ass und eine Acht beim Black Jack. Weitermachen oder stehen lassen? »Es könnte ja reichen.«

Heute ist wieder Bundesliga, der Verein des Herzens ist gut im Rennen und hat lange nicht verloren. Da wird es doch Zeit, mal wieder eine Wette zu platzieren.

»Machen Sie Ihr Spiel.« Der Croupier setzt die Kugel in die Roulette-Scheibe ein: »Nichts geht mehr.«

Für eine lange Zeit geht nichts mehr: Da die Geldsorgen drücken, da die Partnerin die Eskapaden nicht mehr mitmachen möchte oder weil sich das schlechte Gewissen nach jedem verlorenen Glücksspiel erneut meldet. Doch noch einmal das Glück versuchen? Beim nächsten Mal klappt es dann bestimmt …

Zu Beginn meiner Beratungstätigkeit waren Menschen mit Glücksspielstörungen an Beratungsstellen und in Hilfeeinrichtungen zahlenmäßig eine Minderheit. Stagnierten in anderen Suchtbereichen die Nachfragezahlen nach Hilfen auf hohem Niveau, so entwickelten sich diese für Glücksspielstörungen in den letzten Jahren – um jetzt ein wenig zu übertreiben – fast explosionsartig.

Hilfeeinrichtungen reagierten zunächst etwas hilflos, dann aber zunehmend qualifiziert und zielgerichtet auf diese Dynamik. Die öffentliche Hand unterstützt(e) dies durch die strukturierte Vergabe von Finanzmitteln. Mittlerweile ist der Ausbau von Hilfemaßnahmen für Menschen mit Glücksspielproblematiken auf einem zwar vor allem in ländlichen Regionen und für spezielle muttersprachliche

Angebote (für Personen mit Migrationshintergrund) immer noch ausbaufähigem, im Durchschnitt aber doch bereits ausreichendem Niveau.

Was erwartet Sie nun in der Folge? Ausgehend von der Beschreibung und Bewertung verschiedener Glücksspielangebote werden Sie zügig in die »Welt der Glücksspielberatung« eingeführt. Sie erfahren, untermalt durch etliche Praxisbeispiele, mehr über den Störungs- bzw. Krankheitsbegriff. Sie lernen diagnostische Hilfsmittel und die diagnostischen Kriterienmerkmale aus der ICD-10 und vor allem dem DSM-5 kennen. Da die verwendeten Begrifflichkeiten in ICD (pathologisches Spielen) und DSM (Störung durch Glücksspiel) von- einander abweichen, werden beide Termini verwendet, im Schwer- punkt jedoch der Störungsbegriff.

Besonderheiten gibt es bei der Durchführung von Beratungen. Hier stelle ich Ihnen jeweils kurz aktuelle methodische Ansätze zur Be- ratung von Betroffenen und den mitbetroffenen Angehörigen vor und gehe auf die Notwendigkeit der vernetzten Hilfe ein. Sie erhal- ten Informationen über die gesetzlichen Bedingungen, präventive Ansätze und über die Besonderheiten des Glücksspielmarktes.

Wichtig ist es mir, zu sagen, dass bei allen Beschreibungen und Kate- gorisierungen immer der hilfebedürftige und Hilfe suchende Mensch im Mittelpunkt der Beratungsansätze stehen sollte. Jede Beratung ist neu zu bewerten, die Dynamiken, Prozesse und Ergebnisse sind ähnlich und doch eigen. Ich wünsche Ihnen, dass Sie diese feinen Differenzierungen erkennen und in einer möglichen Umsetzung beachten können.

»Also doch wieder ein Grundlagenbuch zum Thema Glücksspielstö- rung ...« Ja klar, aber in komprimierter Form, sodass Sie hoffentlich Lust bekommen, sich an verschiedenen Punkten auch noch vertieft in die angesprochenen Themen einzuarbeiten.

Ja, und wie so oft im Leben geht es im vorliegenden Buch um das Thema Geld und die (oft vergebliche) menschliche Suche nach Glück und Erfüllung – aber das liegt beim Thema »Glücksspiel« auch nahe.

Vielen Dank allen, die mich bei der Entstehung des Buches unterstützt oder in Ruhe gelassen haben (Letzteres ist manchmal fast wichtiger ...).

Sascha Lutz, Frühjahr 2016

(Glücks-)Spiele – zwischen Freizeitangebot und Suchtgefahr

Zwischen Markt und Hilfe

Glücksspielunternehmen sind, wie andere Wirtschaftsbetriebe auch, Unternehmen, die zunächst einmal wirtschaftliche Unternehmensziele und Gewinnerwartungen verfolgen.

Die Deutsche Hauptstelle für Suchtfragen weist im *Jahrbuch Sucht* 2015 (MEYER 2015) wachsende Umsatzentwicklungen für den bundesdeutschen Glücksspielmarkt aus (siehe Abbildung 1).

ABBILDUNG 1 **Umsätze auf dem Glücksspielmarkt** (in Mio. Euro)

	1982	1992	2002	2010	2012	2013
Gesamt	—	—	27.359	31.511	33.111,2	33.423,3
Davon entfallen auf:						
Spielbanken	3.426	6.854	10.900	6.187	5.935,0	5.800,0
Geldspielautomaten mit Gewinnmöglichkeit	—	—	5.710	17.210	19.213,0	19.083,0
Deutschen Lotto- und Toto-Block	3.239	5.788	8.311	6.501	6.413,9	7.024,2

In Österreich wuchs der Markt für Glücksspiel und Sportwetten im Jahr 2014 deutlich. Der Bruttospielertrag stieg um 3,6 Prozent gegenüber 2013 auf 1,51 Milliarden Euro. Die Zuwächse kommen im Wesentlichen aus den Spielarten Lotterie-Glücksspiel, Online-Glücksspiel und Sportwetten. In der Schweiz wird seit 2007 ein Rückgang der Glücksspielumsätze verzeichnet, da die Glücksspielenden wohl zunehmend auf Online-Spielformen zurückgreifen und diese nicht erfasst werden können.

Demgegenüber liegen die sozialen Kosten pro pathologischem Glücksspieler im Jahr in Deutschland und Österreich bei etwa 1.300 Euro, in der Schweiz umgerechnet grob bei 1.800 Euro. Unter sozialen Kosten werden Behandlungskosten, Gerichtsverfahren, Beratungskosten sowie Maßnahmen des Spieler- und Jugendschutzes verstanden.

Dass die Unternehmensprodukte Gefährdungspotenziale aufweisen, ist vielen Anbietern von Glücksspielen – von unrühmlichen Ausnahmen abgesehen – durchaus bewusst. Zumeist ausgelöst durch gesetzliche Vorgaben zur Umsetzung des Spielerschutzes werden Anstrengungen unternommen, begleitend qualifizierten Spielerschutz zu betreiben. Dazu gehören unter anderem Schulungs- und Qualifizierungsangebote für Mitarbeitende, geordnete Einlassverfahren und der Versuch eines systematisierten Sperrwesens. Zudem gibt es Initiativen, um Spielerschutz im betriebsinternen Qualitätsmanagement zu verankern und zertifiziert kontrollieren zu lassen. Man kann für manche Anbieter deshalb behaupten, dass auch Spielerschutzmaßnahmen bei den Unternehmenszielen angekommen sind.

Nicht verschwiegen werden darf aber, dass der Markt illegaler Glücksspielangebote riesig ist und diverse Manipulationsversuche an Glücksspielangeboten unternommen werden. So wurden zum Beispiel im Januar 2015 mehrere Personen verhaftet, denen vorgeworfen wurde, die Software von Geldspielautomaten so verändert zu haben, dass sich die Gewinnausschüttung zugunsten der Betreiber änderte. Im Sportwettenbereich werden immer wieder Vorabsprachen von Spielausgängen (»Match-Fixing«) oder Bestechungsversuche bei einzelnen (Fußball-)Spielern bekannt.

Für die Politik und die entsprechende Gesetzgebung stellt sich die Frage nach dem richtigen Maß notwendiger Kontrolle des Glücksspielmarktes ebenso wie die Frage danach, ob einem durch Online-Angebote zunehmend globalisierten Glücksspielangebot durch einzelstaatliche Regelungen überhaupt Einhalt geboten werden kann. Mittlerweile gibt es deshalb zumindest europaweite Initiativen, um Maßnahmen des Spieler- und Verbraucherschutzes zu organisieren.

MERKE → Der Glücksspielmarkt ist vielgestaltig und sehr umsatzträchtig. Für die Politik stellt sich die Frage nach dem richtigen Maß an Kontrolle und Regulation, um dem Auftrag der Prävention von glücksspielbezogenen Störungen gerecht zu werden.

Unterschiede zwischen Spielen und Glücksspielen

»Was ist denn schon dabei, mal ein Spielchen zu wagen?!« Diesen Satz könnte man eigentlich ohne Widerspruch gelten lassen, wenn – ja, wenn – das »Spielchen« nicht unweigerlich mit einem sich verstärkenden Lernprozess verbunden wäre. Was bei Kindern – wie in verschiedenen Bildungsplänen der Bundesländer erwähnt – ein erwünschter Effekt ist, kann bei Glücksspielen auch zu nicht erwünschten Lerneffekten führen. Nicht außer Acht lassen sollte man hierbei also den feinen Unterschied zwischen »Spielen« und »Glücksspielen«.

In der gängigen Fachliteratur wird auf die präzisere Unterscheidung der beiden Worte im englischen Sprachgebrauch verwiesen: *to play* und *to gamble*. Die Begriffswahl erscheint wesentlich in der Arbeit mit den betroffenen Personen. So ist der Gebrauch des Begriffs »Spieler« oder auch »Spielerin« eher unspezifisch und teilweise irreführend, da eine Vielzahl auch nicht dem Glücksspiel zugeordneter Spielformen gemeint sein könnte. Der Begriff »Glücksspieler« hingegen scheint passender. Nimmt das Glücksspielen dann tatsächlich problematische Ausmaße an, so sind Adjektive wie »gestört«, »exzessiv« oder »selbstschädigend« eine mögliche Ergänzung. Gerne werden diese auch von Hilfe suchenden Personen im Sinne einer Selbstzuschreibung benutzt.

Im deutschsprachigen Beratungs- und Behand- **Störungsbegriff** ⤵
lungskontext hat sich der Begriff »Pathologisches Glücksspielen« neben »Glücksspielsucht« als sehr gebräuchlich etabliert. Kritisieren kann man daran vor allem den implizierten Krankheitswert, der aus der Praxiserfahrung heraus eine problematische Verallgemeinerung enthält. Im neuen DSM-5 hingegen wird der Störungsbegriff – differenziert nach Schweregraden – favorisiert.

Wie unterscheidet sich nun das Spiel vom Glücksspiel. Am besten lässt sich dies anhand der Definition des holländischen Kulturhistorikers Johan Huizinga beschreiben. Dieser definiert das »Spiel als eine freiwillige Handlung oder Beschäftigung, die innerhalb gewisser festgesetzter Grenzen von Zeit und Raum nach freiwillig angenommenen, aber unbedingt bindenden Regeln verrichtet wird, ihr Ziel in sich selbst hat und begleitet wird von einem Gefühl der Spannung und Freude und einem Bewusstsein des Andersseins als das gewöhnliche Leben« (HUIZINGA 1956, S. 34).

Die definierten Elemente der Freiwilligkeit, der festgesetzten Grenzen, der bindenden Regeln, das Gefühl der Spannung und (Vor-)Freude oder das Bewusstsein des Andersseins als das gewöhnliche Leben lassen sich sicherlich auch auf das Glücksspielen übertragen. Aus der Erfahrung mit der Arbeit mit Menschen, die Probleme durch Glücksspiel bekamen, lässt sich sagen, dass sich diese Elemente über die Zeit des Spielens verändern. Beschrieben wird dann ein nicht mehr freiwilliges, sondern zwanghaftes Glücksspielen. Das Glücksempfinden dauert nur noch eine kurze Zeit an und wird ersetzt durch ein Gefühl der Notwendigkeit und des Getriebenseins. Das Element »Anderssein als das gewöhnliche Leben« funktionalisiert sich als Mittel zum Zweck, zum Beispiel als Flucht vor Problemen oder als Instrument zur Entspannung und zum Stressabbau. Nicht unerwähnt bleiben soll die – vor allem bezogen auf den therapeutischen Kontext wichtige – emotionale Bedeutung des Spielens. Erzeugt, beeinflusst, verändert, verfälscht (?) werden hierbei Gefühle wie Spaß, Freude, Lust, Ärger und Hass.

Interessant im Zusammenhang der Differenzierung von Spielen und Glücksspielen ist die in Fachkreisen geführte Diskussion um die schöpferischen bzw. meditativen Spielaspekte. Zwar scheint die schöpferische Kraft von beispielsweise Spielautomaten aufgrund der Einfachheit der Spielform begrenzt, doch lässt sich die Hypothese wagen, dass die hohe Bindungskraft von Spielautomaten auch aufgrund der meditativen Funktion entsteht. Ein Klient in der Beratung beschrieb dies entsprechend als »immer gleiches Geschehen mit eingebautem Gefühlsabschalter«.

Der eingangs erwähnte Lerneffekt, der auch bei Glücksspielen stattfindet, wird nicht unwesentlich beeinflusst von den Belohnungs- bzw. Bestrafungsprinzipien. Während bei gewöhnlichen Spielformen der Erwerb von Geschicklichkeit, die Strategie, das Bessersein als die Spielgegner, die persönliche Verbesserung und nicht zuletzt die Freude am Tun gewichtige Belohnungsfaktoren darstellen, sind dies beim Glücksspiel die Erwartung und das tatsächliche Eintreten des (eher unwahrscheinlichen) Geldgewinns – oder aber der (eher wahrscheinliche) Geldverlust.

Darrell W. BOLEN und William H. BOYD definierten deshalb schon 1968: Im Allgemeinen ist unter »Glücksspiel« das Setzen eines Wertes auf ein Spiel / Event oder eine Wette jeglicher Art zu verstehen, deren Ausgang nicht vorhersagbar ist und bei der das Ergebnis zu einem gewissen Grad vom Zufall abhängt.

MERKE ⟶ Spielen und Glücksspielen haben inhaltlich viele Überschneidungen. Sie unterscheiden sich vor allem in der Art der Belohnung und in der Funktionalität bei regelmäßiger und zweckgebundener Anwendung. Es besteht bei Glücksspielen die Gefahr, dass das Element der Freiwilligkeit zunehmend verloren geht.

Glücksspiel ist nicht gleich Glücksspiel

Geschichtliche Entwicklung
unterschiedlicher Glücksspielformen

Die Auseinandersetzung der Menschen mit Glücksspielformen hat kulturhistorisch eine lange Geschichte und unterliegt dementsprechend auch einem gewissen Wandel. Erste Hinweise auf Glücksspiele gab es wohl bereits 3000 v. Chr. in Ägypten. Aus etwa dem Jahr 1600 v. Chr. gibt es Funde von Würfeln aus Elfenbein aus dem Gebiet des früheren Mesopotamien. Pferderennen und die dazugehörigen Wetteinsätze sind bekannt seit der 23. Olympiade 676 v. Chr. Gewettet wurde hierbei nicht auf die einzelnen Pferde selbst, sondern auf die Personen, also Wettkämpfer, Besitzer und Veranstalter des Ereignisses.

Auch bei den Römern war Glücksspiel – hier hauptsächlich das Würfelspiel – weit verbreitet und trug zur Belustigung und zur gesellschaftlichen Unterhaltung bei. Bereits damals gab es erste kritische Stimmen, sodass Kaiser Justinian I. (ab 527 n. Chr.) ein Verbot aller Glücksspiele aussprach. Dieses hinderte die römischen Bürger aber nur wenig daran, weiter ihr Glück im Spiel zu versuchen.

Im Mittelalter galten Glücksspielgeschäfte vielerorts als unerlaubte Geschäfte. Vor allem Geistliche, aber auch weltliche Herrscher versuchten sich am Glücksspielverbot. Damals waren neben Würfelspielen auch Kartenspiele weit verbreitet. Mittelalterliche Illustrationen zeigen die Spieler häufig in Gesellschaft des Teufels – dem damaligen Zeichen eines nicht gottgefälligen Lebens. Der Spieler selbst wird dabei teilweise in einem Narrenkostüm dargestellt.

Im 16. Jahrhundert begannen dann erste Tendenzen zur, wie man es heute ausdrücken würde, Regulierung des Glücksspielmarktes. Vor allem das hohe und übermäßige Spiel, was sich zum Beispiel in Geldleihe ausdrückte, wurde mit Strafe bedroht. Der flandrische Arzt Joosten veröffentlicht zu jener Zeit (1561) mit der Schrift *Über das Würfelspiel oder die Heilung der Leidenschaft, um Geld zu spielen* das wohl erste Werk, das sich mit der Behandlung einer Glücksspielproblematik auseinandersetzte.

Parallel entwickelten sich in Deutschland und in der Schweiz die »Glückshäfen« (»Hafen« = Topf) und »Glückstöpfe«, also erste Lotterien, die sich im 16. Jahrhundert auf das gesamte deutsche Sprachgebiet ausgeweitet hatten. Im 17. Jahrhundert wurde dann das Roulette erfunden. Nach 1837 begann die große Zeit der Spielbanken (etwa in Baden-Baden). Das vielleicht bekannteste Buch von Fjodor M. Dostojewski, *Der Spieler,* berichtet von diesen Erfahrungen. Nach der Reichsgründung wurden 1872 alle deutschen Spielbanken geschlossen und erst 1933 im Zuge des Nationalsozialismus wieder geöffnet.

Aus der Industrialisierung folgte auch im Glücksspielbereich die Automatisierung. Zu den ältesten bekannten Geldspielgeräten zählt wohl der mechanische Würfelautomat. Relativ zügig nach seiner Aufstellung wurde er durch das Reichsgericht 1896 als Glücksspiel eingestuft. Die »Liberty Bell«, der erste sogenannte einarmige Bandit oder auch »slot-machine«, entstand 1899 in Amerika. Sie ist die Vorläuferin der heutigen Spielautomaten. Das 1953 eingeführte gewerbliche Spielrecht hob die Unterscheidung zwischen mechanischen Geschicklichkeitsspielen mit Geldgewinn und Glücksspielgeräten auf.

In den USA gab es auch früh Regelungen zum Spielerschutz: Es wurde unterschieden zwischen dem staatlich geregelten Spiel mit hohem Geldeinsatz und dem gewerblich betriebenen Spiel mit geringem Einsatz bei eher geringem Gewinn. Die slot-machines wurden als Geldspiel mit hohem Gewinn eingestuft und mussten aus den Spielhallen in die staatlich konzessionierten Spielkasinos wechseln.

Bis heute versuchen sich die Länder an geeigneten Gesetzgebungen zur Regulierung von Glücksspielangeboten aller Art (siehe NÄTHER 2005).

Unterschiedliche Gefährdungspotenziale von Glücksspielen

Glücksspiele unterscheiden sich nicht nur historisch und in der Spielform voneinander, sondern auch in Bezug auf das Gefährdungspotenzial für eine Spielproblematik oder eine pathologische Entwicklung.

ABBILDUNG 2 Aktuelle Kategorien von Glücksspielen

Geldspielgeräte	in Spielhallen und Gaststätten
Glücksspielautomaten	in Spielbanken und Kasinos; das »kleine Spiel«
Roulette	in Spielbanken und Kasinos, auch zunehmend online
Kartenspiele	in Spielbanken und Kasinos, mit Roulette das »große Spiel«
Online-Poker	ist in Deutschland nach dem 1. Glücksspieländerungsstaatsvertrag verboten; aktuell werden erste Lizenzen an ausgewählte Anbieter vergeben
Sportwetten	a) mit fester Quote (ODDSET) b) im Internet: aktuell werden Lizenzen an Anbieter vergeben. c) in Wettbüros
Pferdewetten	auf der Rennbahn
Lotto 6 aus 49	mit Eurojackpot
Rubbellose	und andere Sofortlotterien
Sonstige	KENO u.a.; Daytrading (Börsenspekulationen), BINGO etc.

Die in der Abbildung 2 genannten Glücksspiele unterscheiden sich zum Teil deutlich hinsichtlich ihres Gefährdungspotenzials. Eine Betrachtungsmöglichkeit ist das Hilfesuchverhalten von Menschen mit einer Glücksspielproblematik. Haupthilfesuchende in Beratungsstellen sind Automatenspieler, die in Spielhallen (»kleines Spiel«) spielen. Eine weitere größere Gruppe sind (Online-)Pokerspielende und Personen, die in Spielbanken (»großes Spiel«) Glücksspiele betreiben. Eine in den letzten Jahren stark angewachsene Zahl Hilfesuchender stammt aus dem Bereich der Sportwetten. Auffallend hierbei ist, dass dieses Phänomen häufig jüngere Männer betrifft, zumeist mit vermeintlich guten Kenntnissen und Fähigkeiten im Sport. Zum Beispiel sind diverse hochklassig spielenden Fußballer bekannt oder sie stehen in Verdacht, dass sie Glücksspielprobleme haben. René Schnitzler, ehemaliger Profifußballer, hat mit seinem Buch *Zockerliga – ein Profi packt aus* dazu eine lesenswerte Selbstanalyse erstellt.

Es gibt aber auch diverse andere Merkmale, die helfen, das Gefährdungspotenzial einzelner Glücksspiele einstufen zu können. Diese sind nach Gerhard MEYER und Kollegen (2010):

- die Ereignisfrequenz: das heißt die Zeiteinheit zwischen Einsatz, Spielausgang und der nächsten Möglichkeit zum Spieleinsatz;
- das Auszahlungsintervall: also die Zeitspanne zwischen Spielausgang und Gewinnausschüttung;
- der Jackpot: wird beschrieben als die Höhe des Gewinns, der sich durch die fortlaufende Aufsummierung von Einsatzanteilen aller Spielenden bei nicht fälligen Gewinnauszahlungen ergibt;
- die Kontinuität des Spiels: dies ist das Ausmaß, in welchem das Spiel ununterbrochen fortgesetzt werden kann oder ein Wechsel zwischen verschiedenen Spielen nahtlos möglich ist;
- die Gewinnwahrscheinlichkeit: also die Wahrscheinlichkeit, beim Spiel einen Gewinn zu erzielen, hier werden Gewinne auch unter der Einsatzhöhe einbezogen;
- die Verfügbarkeit: die Einfachheit, mit der die glücksspielende Person einen Zugang zum Glücksspiel erreicht;
- multiple Spiel-/Einsatzgelegenheiten: beschreibt die Möglichkeit, zur gleichen Zeit mehrfache Einsätze zu tätigen oder sich an mehreren Spielen gleichzeitig zu beteiligen;

- die variable Einsatzhöhe: beinhaltet das Ausmaß, in dem die glücksspielende Person die Einsatzhöhe in einem Spiel selbst bestimmen kann;
- Ton- und Lichteffekte: sind auditive und visuelle Effekte während des Spiels und der Spielpräsentation;
- Fast-Gewinne: beschrieben als Spielausgänge, bei denen die glücksspielende Person glaubt, fast gewonnen zu haben (der Gewinn wird knapp verfehlt).

In einer epidemiologischen Untersuchung, der PAGE-Studie aus 2011 (ebenfalls MEYER u. a. 2011), wurde das Risiko, ein problematisches oder süchtiges Glücksspielverhalten zu entwickeln, bezogen auf die einzelnen Glücksspiele erforscht. Hier das Ergebnis im Sinne eines Rankings:

1. Die »Goldmedaille« bei den gefährlichsten Glücksspielen erhalten die *gewerblichen Glücksspielgeräte*.
2. Die »Silbermedaille« geht an das *(Online-)Pokern*.
3. »Bronze« erhalten bei den gefährlichsten Glücksspielen die *(Online-)Sportwetten*.
4. Die »Blechmedaille« bei den gefährlichsten Glücksspielen bekommt das kleine Spiel im *Spielkasino*.

So spaßig das hier klingt, für die betroffenen Menschen und deren Angehörige hält sich der Spaß in Grenzen. Die Darstellungsform soll als Paradoxon in Erinnerung bleiben.

MERKE → Die Angebotspalette an Glücksspielen hat sich kulturhistorisch vielgestaltig entwickelt. Die aktuell höchsten Gefährdungspotenziale haben Glücksspiele an Spielautomaten, Poker und Sportwetten.

Spielverordnungen und Spielerschutz

Die Rechtsprechung im Bereich Glücksspiel ist sehr schnelllebig. In Deutschland stehen vor allem die Landesglücksspielgesetze aktuell durch verschiedene Klagen im Zeichen der Veränderung. Deshalb soll hier nur rudimentär die bundesdeutsche Rechtssituation dahin gehend betrachtet werden, welche Möglichkeiten und Grenzen diese für betroffene Personen beinhaltet. In Österreich hat die Novellierung des Glücksspielgesetzes (GSpG) 2014 das Pokerspiel ausdrücklich als Glücksspiel im Sinne des Gesetzes erklärt. In der Schweiz befassten sich die Reformüberlegungen der Glücksspielgesetzgebung hauptsächlich mit der Regulierung des Online-Glücksspielmarktes.

Fragt man in der Beratungsarbeit danach, wann die betroffenen Personen erstmals Glücksspiele gespielt hatten, so erhält man häufig die Antwort: »Vor dem 18. Lebensjahr.« Wie bei anderen suchtbezogenen Störungsbildern kann auch bei gestörtem Glücksspielverhalten davon ausgegangen werden, dass die Gefahr einer Problementwicklung umso höher ist, je früher und intensiver eine Person mit dem Glücksspielen beginnt. Aus diesem Grund kommt zum einen der Erziehungsverantwortung der Eltern und pädagogischen Bezugspersonen, aber auch dem Jugendschutz eine wesentliche Bedeutung zu. Der § 6 des Jugendschutzgesetzes (JuSchG) bezieht sich explizit auf Spielhallen und Glücksspiele:

BEISPIEL → Abs. 1: Die Anwesenheit in öffentlichen Spielhallen oder ähnlichen vorwiegend dem Spielbetrieb dienenden Räumen darf Kindern und Jugendlichen nicht gestattet werden.
Abs. 2: Die Teilnahme an Spielen mit Gewinnmöglichkeit in der Öffentlichkeit darf Kindern und Jugendlichen nur auf Volksfesten, Schützenfesten, Jahrmärkten, Spezialmärkten oder ähnlichen Veranstaltungen und nur unter der Voraussetzung gestattet werden, dass der Gewinn in Waren von geringem Wert besteht.

Im Rahmen der Prävention bei Anbietern aus dem Glücksspielbereich und der Entwicklung sogenannter Sozialkonzepte ist der Hinweis auf die Notwendigkeit von Alterskontrollen beim Eintritt in Spielstätten bedeutsam. Erst in den letzten Jahren kann in der Praxis beobachtet werden, dass dieses Thema von einem Großteil der Anbieter ernst genommen wird. Unrühmliche Ausnahmen gibt es leider immer noch. Als schwierig erlebt wird die Alterskontrolle weiterhin im Bereich der Gaststätten und wenn sich Anbieter und Jugendlicher persönlich bekannt sind. Problematisch ist die Kontrolle zudem im Bereich des grauen bzw. schwarzen Marktes der (Online-)Glücksspielangebote.

Weitere bedeutsame rechtliche Grundlagen finden sich im deutschen Strafgesetzbuch und im 1. Glücksspieländerungsstaatsvertrag (GlüÄndStV). Der § 284 des Strafgesetzbuches verbietet unter Strafandrohung die öffentliche Veranstaltung von Glücksspielen, wenn keine behördliche Erlaubnis dafür vorliegt, und bezieht hier auch Glücksspiele in Vereinen oder geschlossenen Gesellschaften mit ein. Impliziert ist mit diesem Gesetz das staatliche Glücksspielmonopol.

In dem 2008 geschlossenen Glücksspielstaatsvertrag (GlüStV) kam der Prävention der Glücksspielsucht erstmals eine wesentliche Bedeutung zu. Staatliche und staatlich konzessionierte Veranstalter müssen ihr Angebot so gestalten, dass der Schutz der Glücksspieler im Vordergrund steht (Priorisierung der Prävention).

Der GlüStV wurde 2012 vom 1. Glücksspieländerungsstaatsvertrag abgelöst. Dieser lockerte die oben genannte Priorisierung wieder. Der Vertrag beinhaltet zudem die Erteilung von zwanzig Sportwettlizenzen, das Internetglücksspiel wurde teilweise freigegeben und das Werbeverbot wurde gelockert. Für Spielhallenbetreiber wurden Mindestabstände zwischen den einzelnen Spielhallen und zudem Einrichtungen für Kinder und Jugendliche (die nähere Ausführung unterliegt hierbei dem Recht der Bundesländer) und das Verbot von sogenannten Mehrfachkonzessionen (es wird nur eine Spielhalle pro Gebäude und Gebäudekomplex zugelassen) eingeführt.

Weitere Regelungen basieren auf Länderrecht. So gibt es in verschiedenen Bundesländern Landesglücksspielgesetze, die sich inhaltlich auf den 1. GlüÄndStV beziehen. Leider – auch aus Sicht vieler betroffener Glücksspielender – konnte damit nicht erreicht werden, dass generelle Ausweiskontrollen eingeführt werden mussten und die Umsetzung einer bundesweiten Sperrdatei (ähnlich der Sperrdatei für Spielbanken) realisiert werden konnte.

Weiterhin bietet aber die sogenannte Selbstsperre **Selbstsperren** ⤵ eine geeignete (aber sicher nicht ausreichende) Methode für Betroffene, um ihre problematische Entwicklung nachhaltig zu unterbrechen. Diese sind auf Antrag der Glücksspieler einzurichten und verpflichten die Betreiber, die gesperrte Person nicht mehr spielen zu lassen. Die Selbstsperren gelten im gesamten bundesdeutschen Gebiet und teilweise unbefristet, aber mindestens ein Jahr, und können bei jeder Lottoannahmestelle, den Zentralen der Lottogesellschaft und jeder Spielbank beantragt werden. Zudem bieten Spielhallenbetreiber die Möglichkeit, sich in ihren Spielhallen sperren zu lassen.

Aktuell noch oder wieder zu regeln ist hingegen das Entsperrverfahren. So ist es wichtig, Betroffene darauf hinzuweisen, dass das Entsperrverfahren (teilweise werden psychologische Entsperrgutachten verlangt) erstens aufwendig, zweitens mit unklarem Ausgang und drittens mit Kosten verbunden sein kann.

Mitbetroffene Angehörige können unter speziellen **Fremdsperren** ⤵ Voraussetzungen einen Antrag auf Fremdsperre stellen, und zwar dann, wenn sie das Vorliegen einer Glücksspielsucht bei dem Betroffenen oder die Überschuldung mit Existenzgefährdung für die Familie nachweisen können. Die betroffene Person wird vom entscheidenden Glücksspielanbieter dazu schriftlich angehört, letztendlich entscheidet allerdings der Anbieter über die Fremdsperre.

Ein weiterer rechtlicher Blick soll auf die Spielverordnung (SpielV) gerichtet werden, da diese die Verfahrensweisen mit Geldspielgeräten in gastronomischen Betrieben und Spielhallen regeln. Diese »Unterhaltungsautomaten mit Gewinnmöglichkeiten« fallen in Deutschland unter das Gewerberecht. Im Oktober 2014 legte das deutsche Bundeskabinett den Entwurf einer 6. Novellierung der Spielverordnung vor. Dieser beinhaltet unter anderem, dass einige Verschärfungen der Spielverordnung vorgenommen werden sollen. Die Zahl der zulässigen Spielgeräte in Gaststätten soll von derzeit bis zu drei auf zwei reduziert werden. Der maximale Verlust pro Stunde soll von 80 auf 60 Euro herabgesetzt und der maximale Gewinn pro Stunde von 500 auf 400 Euro reduziert werden. Die derzeit zulässige Automatiktaste, mit der die Spieler Beträge automatisch einsetzen, soll verboten werden. Daneben dürfen zugunsten des Spielerschutzes Einsätze und Gewinne künftig nur noch in Euro und Cent, nicht mehr in Geldäquivalenten (»Punktespiel«) angezeigt werden. Inwieweit diese Veränderungen einen Einfluss auf das Spielverhalten problematisch glücksspielender Menschen haben werden, bleibt abzuwarten. Zweifel sind berechtigt.

So bleibt festzuhalten, dass die gesetzlichen Regelungen in Deutschland Glücksspielmöglichkeiten zwar einschränken, aber keinen umfangreichen Schutz darstellen. Die Frage, ob und wieweit sie dies müssen, ist selbst unter Fachleuten umstritten. Somit kommt der Selbstverantwortung von Glücksspielenden weiterhin eine hohe Bedeutung zu.

In Österreich gab es ab 2010 diverse Novellen im **Österreich** ⊃ Glücksspielgesetz (GSpG). Unter anderem gab es Novellierungen der Automatenglücksspielverordnung, die elektronische Anbindung von Glücksspielautomaten an ein Datenrechnungszentrum zur Verhinderung von Manipulationen, die verstärkte Überwachung von Konzessionären und besonders die Einrichtung einer Stabsstelle für den Spielerschutz. Letztere hat besondere Aufgabenstellungen, dazu gehören unter anderem die fachliche Beurteilung von Spielerschutzkonzepten der Bundeskonzessionäre, Aufklärungs- und Informationsarbeit über die Risiken des Glücksspiels, Evaluierung und Unterstützung der Suchtforschung sowie Erarbeitung von Qualitätsstandards hinsichtlich Spielerschutzeinrichtungen im Sinne des Glücksspielgesetzes.

In Österreich ist der Jugendschutz nicht einheitlich geregelt. Jugendschutz ist hinsichtlich der Gesetzgebung und Vollziehung eine Angelegenheit der Länder (Artikel 15 der österreichischen Bundesverfassung). Ebenso Angelegenheit der Bundesländer sind die Sportwetten, die nicht dem Glücksspielmonopol des Staates unterliegen. Im Zuge der Zunahme von Sportwetten wurden die Rufe nach einer Novellierung dieser Landesgesetze laut.

In der Schweiz gibt es die Besonderheit, dass Spielhallen **Schweiz ⊃** verboten sind. Geldspielautomaten gibt es ausschließlich in Kasinos. Lotterien und Sportwetten werden auf Kantonsebene geregelt. Aktuell wird an Regelungen zum Online-Spiel gearbeitet.

MERKE → Bestehende Gesetze und Rechtsbestimmungen schützen Glücksspielende nur im Sinne bestimmter Beschränkungen. Ein umfangreicher Spielerschutz besteht leider nicht, der Selbstverantwortung von Glücksspielern kommt eine hohe Bedeutung zu. Diese gilt es mit geeigneten Methoden (etwa der Möglichkeit zur Selbstsperre) zu stärken.

Problem- und Krankheitswert

Unterscheidung von Normalität – Problem – Krankheit und Störung

»Ich würde gerne wieder normal glücksspielen können« ist ein doch häufig formulierter Wunsch betroffener Glücksspieler. Dabei kommt der Definition des Normalitätsbegriffs eine wesentliche Bedeutung zu. Es scheint fast unmöglich, festzustellen, was die »normale« Durchführung von Glücksspielen ist.

Dass Glücksspielen eine gewisse Normalität in unserer Gesellschaft darstellt, lässt sich allein an den Umsätzen der Glücksspielindustrie ablesen. So weist Gerhard MEYER (2012) für das Jahr 2011 in Deutschland Umsätze in Höhe von 32,51 Milliarden Euro allein für Spielbanken, Spielhallen, Gaststätten, Lotto-Toto-Block, Klassenlotterien, Fernsehlotterien, Gewinnsparen und Pferdewetten aus (siehe auch Abbildung 1). Nicht erfasst sind dabei die Sportwetten und Online-Glücksspiele von privaten und ausländischen Anbietern.

Die Bundeszentrale für gesundheitliche Aufklärung **Epidemiologie ↄ** (BZgA) beziffert, dass etwa 80 Prozent der 16- bis 65-jährigen Personen in Deutschland schon einmal in ihrem Leben an einem Glücksspiel teilgenommen haben. Rückläufig ist wohl die Zahl der Lotteriespieler, während die Zahl der Automatenspielenden zugenommen habe. Eine hohe Prävalenz wird hier bei jungen Männern ausgewiesen. Der Anteil der 18- bis 20-Jährigen ist demnach von 2007 bis 2013 von 5,8 auf 23,5 Prozent gestiegen. Innerhalb der letzten zwölf Monate betrug die Auftretenswahrscheinlichkeit von irgendeinem Glücksspiel etwa 40 Prozent. Diese wissenschaftlichen Erfahrungen decken sich auch mit den Beobachtungen aus der Beratungspraxis.

Abgeleitet bedeutet dies, dass es in unserer Gesellschaft normal ist, Glücksspiele auszuprobieren, es leider für einen kleineren Teil der Gesellschaft (2,4 Prozent) aber auch normal ist, phasenweise oder dauerhaft ein problematisches oder dann pathologisches Glücksspielverhalten zu entwickeln.

Zur gemeinsamen Erörterung des Normalitätsbegriffs bzw. zur weiterführenden Anamnese gibt es Hilfestellungen, um im Beratungsalltag die individuelle Normalität zu erfragen. Hier einige Formulierungshilfen:

- »Was sind für Sie Kriterien eines normalen Glücksspiels?«

- »Beschreiben Sie bitte Ihr Glücksspiel zu der Zeit, als Sie aus Ihrer Sicht normal spielten!«

- »Worin unterscheidet sich Ihr heutiges Glücksspiel von in Ihren Augen normalem Glücksspiel?«

- »Was würden Ihre Angehörigen als normales Glücksspiel definieren?«

Bereits hier sind Abgrenzungen vorgenommen, welche die Grenzziehung zu nicht mehr normalem Glücksspiel beinhalten. Es gibt eine Vielzahl an Möglichkeiten, um ein problematisches oder pathologisches bzw. gestörtes Glücksspielverhalten zu identifizieren (Screening).

Ein in der sozialpsychiatrischen Praxis einfach einzusetzendes Verfahren ist das Brief Biosocial Gambling Screen (BBGS). Anhand dreier Fragen, von denen mindestens eine mit Ja beantwortet werden muss, können Hinweise auf ein problematisches oder pathologisches Spielverhalten gefunden werden:

◌ Wurden Sie in den vergangenen zwölf Monaten ruhelos, gereizt oder ängstlich, wenn Sie versucht haben, mit dem Spielen aufzuhören oder weniger zu spielen?

◌ Haben Sie in den vergangenen zwölf Monaten versucht, vor Ihrer Familie oder ihren Freunden zu verbergen, wie oft Sie spielen?

◌ Hatten Sie in den vergangenen zwölf Monaten aufgrund Ihres Glücksspiels finanzielle Probleme in einem Ausmaß, dass Sie die Unterstützung von Familie oder Freunden benötigten?

Ebenfalls ein kompakt anwendbares Screeningverfahren ist das CCCC-Questionnaire von Jörg PETRY (1996). Dieses ist angelehnt an den sehr bekannten, vier Items umfassenden Cage-Fragebogen zur Diagnostik des Alkoholismus (MAYFIELD u. a. 1974). Es werden vier glücksspielerspezifische Merkmale (cannot quit, chasing, craving und consequences) erfasst. Bei zwei oder mehr positiven Antworten auf die Fragen in Abbildung 3 kann die vorläufige Diagnose »pathologisches Glücksspielen« gestellt werden.

ABBILDUNG 3   Vier Items aus dem Cage-Fragebogen

01 Ich kann mit dem Glücksspielen erst aufhören, wenn ich kein Geld mehr habe!	ja ☐	nein ☐
02 Beim Glücksspielen zu verlieren ist für mich eine persönliche Niederlage, die ich wettmachen möchte!	ja ☐	nein ☐
03 Ich denke oft an das Glücksspielen und verspüre dann einen inneren Spieldrang!	ja ☐	nein ☐
04 Zur Geldbeschaffung für das Glücksspielen habe ich schon andere Menschen belogen und betrogen!	ja ☐	nein ☐

Ergänzend zu den beiden erstgenannten Verfahren hat sich der »Kurzfragebogen zum Glücksspielverhalten« (KfG) als praxistaugliches Instrument erwiesen. Dieser differenziert Glücksspielverhalten in verschiedenen Schweregraden (Abbildung 4).

ABBILDUNG 4 **Kurzfragebogen zum Glücksspielverhalten** (PETRY & BAULIG 1996)

Unauffällig	0–10 Punkte
Eher unauffällig	10–15 Punkte
Beginnende Glücksspielproblematik	16–25 Punkte
Mittelgradige Glücksspielsucht	26–45 Punkte
Fortgeschrittene Glücksspielsucht	46–60 Punkte

Die Punktränge werden anhand der Erhebung der Antworten »trifft gar nicht zu« (0 Punkte), »trifft eher nicht zu« (1 Punkt), »trifft eher zu« (2 Punkte), »trifft genau zu« (3 Punkte) vergeben.

ABBILDUNG 5 **Auswertung zum Kurzfragebogen zum Glücksspielverhalten**

01	Ich habe meistens gespielt, um den Verlust wieder auszugleichen.
02	Ich kann mein Spielen nicht mehr kontrollieren.
03	Meine Angehörigen oder Freunde dürfen nicht wissen, wie viel ich verspiele.
04	Im Vergleich zum Spielen erscheint mir der Alltag langweilig.
05	Nach dem Spielen habe ich oft ein schlechtes Gewissen.
06	Ich benutze Vorwände, um spielen zu können.
07	Ich schaffe es nicht, das Spielen längere Zeit einzustellen.
08	Ich spiele fast täglich um Geld.
09	Durch mein Spielen habe ich berufliche Schwierigkeiten.
10	Beim Spielen suche ich Nervenkitzel.
11	Ich denke ständig ans Spielen.
12	Um mein Spiel zu finanzieren, habe ich oft unrechtmäßig Geld besorgt.
13	Den größten Teil meiner Freizeit spiele ich.
14	Ich habe schon fremdes bzw. geliehenes Geld verspielt.
15	Ich war wegen meiner Spielprobleme schon in Behandlung.
16	Ich habe häufig mit dem Spielen aufhören müssen, weil ich kein Geld mehr hatte.
17	Weil ich so viel spiele, habe ich viele Freunde verloren.
18	Um spielen zu können, leihe ich mir häufig Geld.
19	In meiner Fantasie bin ich der große Gewinner.
20	Wegen des Spielens war ich schon oft so verzweifelt, dass ich mir das Leben nehmen wollte.

Es bietet sich an, diese oder gleichwertige Testverfahren in der Anamneseerhebung mit womöglich betroffenen Personen einzuarbeiten. Als praktikabel hat sich erwiesen, das BBGS oder das CCCC-Testverfahren bereits im Erstgespräch, den KfG dann im Rahmen der ersten 2 – 5 Gesprächstermine einzusetzen. Alle drei Testverfahren zeichnen sich durch eine hohe Anwendbarkeit aus.

MERKE ⟶ Für einen großen Teil unserer Bevölkerung ist die Teilnahme an Glücksspielen normal. Zur Einordnung von gestörtem Glücksspielverhalten ist eine umfangreiche Anamneseerhebung und Diagnostik erforderlich. Dazu hat sich der Einsatz von praktikablen Screeningverfahren als hilfreich erwiesen.

Diagnostik

Die (im engeren Sinne betrachtete) Diagnostik von Störungen durch Glücksspielen erfolgt über die gängigen diagnostischen Manuale ICD-10 (bzw. die in Arbeit befindliche ICD-11) der Weltgesundheitsorganisation und DSM-5 der American Psychiatric Association.

Die ICD-10 (hier in der Fassung GM-2015; siehe **ICD-10 ↝** DILLING u. a. 2015) beschreibt pathologisches Glücksspiel im Bereich der »Abnormen Gewohnheiten und Störungen der Impulskontrolle« (F 63). In dieser Kategorie werden verschiedene, nicht an anderer Stelle klassifizierbare Verhaltensstörungen zusammengefasst. Sie sind durch wiederholte Handlungen ohne rationale Motivation gekennzeichnet, die nicht kontrolliert werden können und meist die Interessen des betroffenen Patienten oder anderer Menschen schädigen. Betroffene Personen berichten von impulshaftem Verhalten. Neben dem pathologischen Spielen werden die pathologische Brandstiftung, das pathologische Stehlen, die Trichotillomanie (»impulshaftes Haareausreißen«) und sonstige abnorme Störungen der Impulskontrolle (nicht näher bezeichnet) erfasst.

Das pathologische Spielen (ICD-10: F 63.0) wird definiert als häufiges und wiederholtes episodenhaftes Glücksspiel, das die Lebensführung der betroffenen Person beherrscht und zum Verfall der sozialen, beruflichen, materiellen und familiären Werte und Verpflichtungen führt. Eingeschlossen wird das zwanghafte Spielen. Ausgeschlossen sind das exzessive Spielen manischer Patienten, Spielen bei dissozialer Persönlichkeitsstörung sowie Spielen und Wetten ohne nähere Angabe (wobei es für Letzteres bislang kaum Praxisbeispiele gibt).

Das DSM-5 wurde im Dezember 2014 (Falkai & Wittchen 2014) in deutscher Sprache veröffentlicht und stellt die
Grundlage der folgenden Ausführungen dar. Vorausgeschickt
werden soll, dass die Durchführung jeglicher Diagnostik größt-
mögliche Sorgfalt erfordert. Im Vorfeld der Erstellung des DSM-5
warnte der einflussreiche amerikanische Psychiater Allen Frances
(2013), der an der Erstellung des Vorgängerwerkes DSM-IV betei-
ligt war, eindrücklich und empirisch fundiert vor der inflationä-
ren Verwendung psychiatrischer Diagnosen. Er stellt ein Gesund-
heits-Krankheits-Kontinuum dar:

Eindeutig krank → leicht krank → wahrscheinlich gesund → eindeutig gesund

Vor allem die Grenzen zwischen »leicht krank« und »wahrscheinlich
gesund« gilt es genau zu betrachten. Vorübergehende Phänomene
und Symptome sind von diagnostizierten psychischen Störungen
eindeutig zu trennen. Allerdings zeigt sich in der Praxis, dass eher
zu wenige Glücksspielende als solche erkannt werden.
Für die Diagnostik beim Glücksspielen ist deshalb besonders zu
beachten, dass zwischen einer kurzfristigen problematischen Entwicklung des Glücksspielverhaltens und der faktischen Diagnose
einer leichten Störung genau getrennt werden muss. Hier gibt das
DSM-5 vor, dass eine Kriterienerfüllung innerhalb eines Zeitraums
von zwölf Monaten vorliegen muss.
Hier die diagnostischen Kriterien im Einzelnen:
A. Dauerhaftes und häufig auftretendes problematisches Glücksspielen führt nach Angaben der Person in klinisch bedeutsamer
Weise zu Beeinträchtigungen oder Leiden, wobei mindestens vier
der folgenden Kriterien innerhalb eines Zeitraums von zwölf
Monaten vorliegen.
  1. Notwendigkeit des Glücksspielens mit immer höheren Einsät-
  zen, um eine erwünschte Erregung zu erreichen.

2. Unruhe und Reizbarkeit bei dem Versuch, das Glücksspielen einzuschränken oder aufzugeben.

3. Wiederholte erfolglose Versuche, das Glücksspielen zu kontrollieren, einzuschränken oder aufzugeben.

4. Starke gedankliche Eingenommenheit durch Glücksspielen (etwa starke Beschäftigung mit gedanklichem Nacherleben vergangener Spielerfahrungen, mit Verhindern oder Planen der nächsten Spielunternehmung, Nachdenken über Wege, Geld zum Glücksspielen zu beschaffen).

5. Häufiges Glücksspielen in belastenden Gefühlszuständen (bei Hilflosigkeit, Schuldgefühlen, Angst, depressiver Stimmung etc.).

6. Rückkehr zum Glücksspielen am nächsten Tag, um Verluste auszugleichen (dem Verlust »hinterherjagen« – »chasing«).

7. Belügen anderer, um das Ausmaß der Verstrickung in das Glücksspiel zu vertuschen.

8. Gefährdung oder Verlust einer wichtigen Beziehung, eines Arbeitsplatzes, von Ausbildungs- oder Aufstiegschancen aufgrund des Glücksspielens.

9. Verlassen auf finanzielle Unterstützung durch andere, um die durch das Glücksspielen verursachte finanzielle Notlage zu überwinden.

B. Das Glücksspielen kann nicht besser durch eine manische Episode erklärt werden.

Es wird unterschieden zwischen einem episodischen (»mehr als einem Zeitpunkt und phasenweisem Abklingen über zumindest einige Monate«) und einem andauernden Auftreten des Verhaltens (»Kriterienerfüllung dauerhaft über mehrere Jahre«). Ebenso erfolgt eine Unterscheidung zwischen früh remittiert (nach einer vollständigen Kriterienerfüllung für Glücksspielen mindestens seit drei, aber weniger seit zwölf Monaten keine Kriterienerfüllung) und anhaltend remittiert (nach einer vollständigen Kriterienerfüllung für Glücksspielen über zwölf Monate oder länger keine Kriterienerfüllung mehr).

Neu und durchaus interessant ist die Einstufung nach dem Schweregrad (Zusatzcodierung): Eine leichte Störung liegt bei der Erfüllung von 4–5 Symptomkriterien, eine mittlere Störung bei 6–7 Symptomkriterien und eine schwere Störung bei 8–9 Symptomkriterien vor.

Personengruppen mit besonderem Gefährdungspotenzial

Geschlechtsspezifik

Glücksspieler sind zu 70–80 Prozent Männer. Bei dieser Zielgruppe leitet sich dann natürlich eine besondere Gefährdung ab. Ambulante Suchtberatungsstellen verzeichnen im Durchschnitt sogar 90 Prozent plus x Männeranteil. Laut der PAGE-Studie (MEYER u. a. 2011) weisen 2,4 Prozent der Personen problematisches bzw. pathologisches Glücksspielen auf. Dabei ist die Auftretenswahrscheinlichkeit für Männer im Gegensatz zu Frauen bei problematischem Glücksspielen fast fünffach erhöht, bezogen auf pathologisches Glücksspielen sogar 8,5-fach.

Was unterscheidet aber die männliche von der weiblichen Glücksspielproblematik? Insgesamt gibt es bei Männern einen wesentlich früheren Einstieg ins Glücksspielverhalten als bei Frauen. Unterschiedliche Studien beschreiben bei Männern den Einstieg im späten Jugend- oder frühen Erwachsenenalter, bei Frauen liegt das Einstiegsalter deutlich später (mittleres Erwachsenenalter), eine Studie von Hermano TAVARES und Kollegen 2001 beziffert den Einstiegsunterschied auf 14 Jahre.

Männliches Glücksspielverhalten ist vorrangig gewinnorientiert, zumindest anfangs auf Nervenkitzel ausgelegt, deutlich risikobehaftet und dient zur Regulation von Impulsen (zum Teil auch aggressiven). Entsprechend sind männliche Glücksspieler im Durchschnitt auch deutlich höher verschuldet als weibliche. Josef SCHWICKERATH (2004) beziffert eine dreifach erhöhte Verschuldung bei Männern.

Frauen beschreiben die wesentlichen Motive ihres Glücksspielverhaltens vor allem auf einer emotionalen Ebene: kurzzeitiges Entrinnen aus einem Gefühl der Einsamkeit, Vergessen von Beziehungsproblemen, Realitätsflucht, Ablenkung von Lebensproblemen und die Suche nach Trost. Häufiger bei Frauen als bei Männern sind Missbrauchs- und/oder Gewalterfahrungen in der Vorgeschichte, nachvollziehbar ausgeprägter sind dann auch Empfindungen von Schuld und Scham.

Jugendliche

Jugendliche und junge Erwachsene sind besonders anfällig im Hinblick auf die Ausbildung einer Glücksspielproblematik. Die 14- bis 17-Jährigen, die laut Gesetz eigentlich noch gar keine Glücksspiele tätigen dürften, sind anderthalbmal mehr betroffen als der Bevölkerungsdurchschnitt. Auch bei den jungen Menschen steht das Automatenspiel im Vordergrund, zudem Sofortlotterien und Rubbellose. In Beratungsstellen nimmt seit wenigen Jahren auch das Phänomen der Sportwetten zu. Im Jahr 2014 haben von 316 als Glücksspielende identifizierte Personen im Stuttgarter Beratungs- und Behandlungszentrum für Suchterkrankungen (Evangelische Gesellschaft Stuttgart e. V.) 30 Personen Sportwetten (9,5 Prozent) als Hauptproblematik und 28 Personen (8,9 Prozent) als Nebenproblematik angegeben (Ergebnisse nach interner Auswertung).

Im Bereich suchtpräventiver Angebote gibt es bislang nur wenig gezielt umgesetzte Maßnahmen, die diese Tatsache berücksichtigen. Aktuell werden aber seitens verschiedener Kostenträger Programme ausgelobt mit dem Ziel, diese Problematik zu verändern. Seit Juni 2013 gibt es von der Bundeszentrale für gesundheitliche Aufklärung im Rahmen der Kampagne »Spiel nicht bis zur Glücksspielsucht« nützliche Informationsbroschüren für die Zielgruppe der Jugendlichen. Besonders hilfreich erscheint hierbei die Möglichkeit, Selbsttests durchzuführen (siehe Abbildung 6).

ABBILDUNG 6 Fragebogen »Total verzockt – Infos zur Glücksspielsucht für Jugendliche und junge Erwachsene« (BZgA)

Frage	ja	nein
Hast Du beim Glücksspiel schon mehr Geld gesetzt, als Du es Dir eigentlich leisten konntest?	☐	☐
Hast Du schon versucht, weniger zu spielen – aber es hat nicht geklappt?	☐	☐
Bist Du zappelig oder gereizt, wenn Du weniger oder gar nicht spielst?	☐	☐
Haben Deine Freunde oder Familienmitglieder Dich schon mal kritisiert wegen Deines Spielens?	☐	☐
Hast Du Dich schon mal schuldig gefühlt, weil Du spielst?	☐	☐
Hast Du schon mal versucht, verlorenes Geld durch neues Spielen zurückzugewinnen?	☐	☐
Hast Du Dir schon einmal Geld geliehen, um spielen zu können?	☐	☐
Hast Du etwas Illegales getan, um an Geld fürs Spielen zu kommen?	☐	☐
Hast Du andere Leute schon mal um Geld gebeten, um Deine Spielschulden zu bezahlen?	☐	☐

Auswertung: Jedes »Ja« ist ein Zeichen dafür, dass mit Deinem Glücksspielverhalten etwas nicht stimmt. Nimm die Antworten ernst ...«

Die Fragen aus dem Selbsttest sind eng an die gängigen testdiagnostischen Verfahren angelehnt, wahrscheinlich aber wissenschaftlich nicht abgesichert. Sie unterscheiden sich vor allem bezogen auf den gewählten Sprachstil, was im Kontext suchtpräventiver Angebote durchaus angemessen erscheint. Abgeleitet für die Arbeit mit Jugendlichen und jungen Erwachsenen bedeutet dieses Beispiel, dass bei der Konzipierung von Angeboten zielgruppenspezifische Methoden eingesetzt werden müssen.

Die Deutsche Hauptstelle für Suchtfragen e. V. empfiehlt bei dieser Zielgruppe, maximal nur die Diagnose »Problematisches Glücksspielverhalten« zu stellen, da die Problematik mehrheitlich im Erwachsenenalter überwunden werden kann. Dennoch gilt die traditionelle Maxime der Suchthilfe: »Je früher der Einstieg in ein problematisches Verhalten, desto höher die Suchtgefährdung.« Oder verhaltenstherapeutisch formuliert: »Je früher und nachhaltiger ein Verhalten erlernt ist, desto höher ist die Auftretenswahrscheinlichkeit und desto schwieriger wird eine diesbezügliche Veränderung.« ⌐ **Jugendschutz, Seite 136 f.**

Migrationshintergrund

Die bereits erwähnte PAGE-Studie (MEYER u. a. 2011) stellt weitere soziodemografische Merkmale in einen besonderen Zusammenhang mit Glücksspielverhalten. Neben der geringeren Schulbildung und dem Bestehen einer Arbeitslosigkeit ist dies der Migrationshintergrund.

Demnach haben Menschen mit Migrationshintergrund ein dreifach erhöhtes Erkrankungsrisiko. Bei einer in unserer Beratungsstelle im September 2013 durchgeführten Stichtagserhebung hatten 33 Prozent der Hilfe suchenden Personen einen Migrationshintergrund. Die hier erfassten 78 (von n = 234 Personen) Menschen hatten ihre Herkunft in 15 unterschiedlichen Ländern.

Dieser Thematik wurden bereits diverse Erklärungsversuche gewidmet. So zeichnen Wolfgang BENSEL und Mete TUNCAY 2013 ein »psychosoziales Vernetzungsgeflecht der Migration« (siehe Abbildung 7).

Spannend bei dieser Darstellung ist, dass neben den Einflüssen des Migrationslandes auch weiterhin die Beziehungsstrukturen des Herkunftslandes bedeutsame Wirkungen auf das Suchtverhalten der Personen haben können. Die Theorie deckt sich mit vielen Praxiserfahrungen.

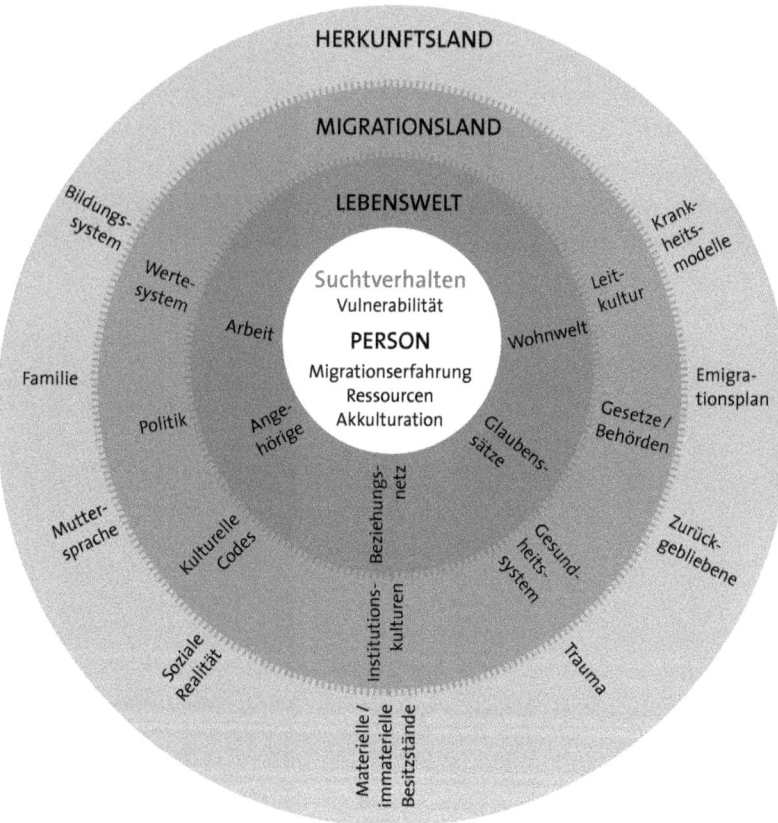

Handlungsleitende Fragestellungen bei Menschen mit Migrations-
erfahrungen im Beratungsprozess sind deshalb (eine Auswahl):

- Sind Sie – und wenn ja, wann – selbstverantwortlich migriert?
- Beschreiben Sie, ob – und wenn ja, wie – in Ihrem Herkunftsland
  Glücksspiele eine Bedeutung haben / hatten?
- Haben Sie das Glücksspielverhalten bereits in Ihrem Herkunfts-
  land gezeigt?
- Wie und in welcher Form haben Sie heute noch Kontakt zu Ihrem
  Herkunftsland? Bestehen familiäre Kontakte?
- Welche (leidvollen) Erfahrungen haben Sie im Zusammenhang
  mit Ihrer Migration gemacht?
- Denken Sie, dass es einen Zusammenhang zwischen Ihrer Migra-
  tion und dem jetzigen Glücksspielverhalten gibt?
- Können Sie Gefühle im Zusammenhang mit Ihrer Migrationssi-
  tuation wahrnehmen und beschreiben? Wenn ja, welche?
- Welches frühere Verhalten kann Ihnen helfen, das Glücksspiel-
  verhalten zu verändern oder zu überwinden?

Nach Carlos SLUZKI und Kollegen (1979) spielt es eine bedeutsame
Rolle für die Überwindung von Migrationsproblemen, wie gut es
den Personen gelingt, Erfahrungen mit der Migration in das neue
Selbstbild im Migrationsland zu integrieren. Das daraus entwickel-
te Phasenmodell (siehe Abbildung 8) ist hier gekürzt und auf das
Glücksspielverhalten bezogen modifiziert dargestellt.

Migrationsphase	Verbundene Fragestellung (Auswahl)
Phase der Vorbereitung und tatsächlicher Migrationsakt	Wie wurde die Entscheidung zur Migration getroffen?
	Inwieweit waren Sie in die Migrationsentscheidung eingebunden?
	Konnten Sie abschätzen, was Sie zurücklassen und was Sie in dem neuen Land erwartet?
	Konnten Sie Abschied nehmen?
	Gibt es Schuldgefühle gegenüber zurückgebliebenen Angehörigen (Freunden)?
Phase der Ankunft und die erste Zeit im neuen Land	Beschreiben Sie die erste Zeit im Migrationsland: Wie sah das praktisch aus?
	Wie wurden Sie im Migrationsland aufgenommen?
	Können Sie dazu Gefühle benennen?
	Wann waren Ihre ersten Kontakte zu Glücksspielen im Migrationsland?
Dekompensation – Phase der Aufarbeitung	Welche krisenhaften Entwicklungen können Sie berichten?
	Wann wurde Ihr Glücksspielverhalten problematisch?
	Haben Sie noch andere Erkrankungen entwickelt?
	Berichten Sie mir auch über positive Erfahrungen im Migrationsland.
Phase (zur Vorbereitung) der Reorganisation	Welche Unterstützung und von wem benötigen Sie aus Ihrer Sicht, damit Ihre beschriebenen Schwierigkeiten hier verbessert werden können?
	Beschreiben Sie Ihre wichtigen Kontakte im Migrationsland. Wie gut fühlen Sie sich integriert?
	Nennen Sie mir die nächsten drei Schritte, die zur Veränderung Ihres Glücksspielverhaltens hilfreich wären.

Eine interessante Gegenüberstellung hat auch der erfahrene Glücks-spielberater Frank Gauls 2013 vorgenommen. Er stellt dar, wie Glücks-spiele gewisse Bedürfnisse von Menschen mit Migrationshintergrund subjektiv und zumindest kurzfristig befriedigen können.

ABBILDUNG 9 Gegenüberstellung Bedürfnis- und Angebotsstruktur bei Glücksspielern mit Migrationshintergrund

Bedürfnisstruktur Glücksspieler mit Migrationshintergrund	Angebotsstruktur Glücksspiel
Zuwendung	Zuwendung
Anerkennung der Person, nicht der Leistung (unabhängig von Bildung und Herkunft)	Anerkennung ohne Leistung, wertschätzende Begegnung (unabhängig von Herkunft und Bildung)
Erregung	Ruhe, Entspannung
Glücksempfinden	Abschalten
Wunsch nach Freiheit, Unabhängigkeit, Autonomie und gleichberechtigter Teilhabe	Kick
	Suggeriert durch Gewinnerwartung
	Freiheit, Autonomie, Erfolg und damit gleichberechtigte Teilhabe

Welche Konsequenzen hat dieses Theoriewissen nun für die prak-tische Arbeit?

Bei der Beratung von Glücksspielenden mit Migrationshintergrund sind Art und Zeitpunkt der Migration bedeutsam. Dies in Erfah-rung zu bringen ist hilfreich, um Interesse am Gegenüber und seiner individuellen Migrationsgeschichte zu zeigen. Hierbei muss je nach Situation äußerst behutsam und sensibel mit möglichen Traumati-sierungen umgegangen werden.

Beachtenswert sind Sozialisations- und Sprachdefizite, die Sprachbarriere hat erfahrungsgemäß Auswirkungen auf die Beratungs- und Behandlungsbereitschaft und beeinflusst auch die spätere Behandlungsprognose. Leider gibt es nur wenige Einrichtungen, die spezialisierte muttersprachliche Angebote machen können. Hier bestehen echte Versorgungslücken.

Sinnvoll sind sowohl muttersprachliche (etwa die regionale Schaffung eines umfangreichen Dolmetscherpools) als auch geschlechtsspezifische Angebote (gleichgeschlechtliche Beratung). Bei Letzter ist aber eine gewissenhafte Abwägung im Einzelfall erforderlich. Für die Praxis stellt sich natürlich jeweils die Frage der Realisierbarkeit.

Unerfüllte Erwartungen und Berufswünsche bezogen auf das Migrationsland sollten thematisiert werden. Der Zusammenhang dieser Fragestellung mit der Entwicklung einer Glücksspielproblematik kann für die weitere Zielplanung wesentlich sein.

Religion und Heilsvorstellungen der Herkunftskultur sind bedeutsam. Vorherrschende Gefühle im Beratungskontext sind Scham und Stolz. Diese sollten in geeigneter Art und Weise thematisiert werden.

Noch mehr als bei anderen Beratungsprozessen ist Zeit zur Vertrauensbildung und zum Beziehungsaufbau zwischen beratender Person und Hilfe suchendem Menschen erforderlich. Sinnvolle vertrauensbildende Maßnahmen sind notwendig, um Vorurteile gegen Beratungsinstitutionen abzubauen.

Erfahrungsgemäß gibt es bei dieser Personengruppe eher kürzere Beratungsverläufe, ebenso sind Beratungsabbrüche häufiger. Deshalb ist es wichtig, zu betonen, dass in der Regel die Wiederaufnahme einer abgebrochenen Beratung durchaus möglich ist. Dies gilt mit Mehraufwand zumeist auch für die ambulante und (teil-)stationäre Behandlung.

Die Aneignung von spezifischem sozialarbeiterischem Know-how im Kontext der Migration ist sinnvoll, zudem gilt ein besonderes Augenmerk der Vernetzung zu spezialisierten Migrationsberatungsstellen.

MERKE → Es gibt unterschiedliche soziodemografische Komponenten, welche die Gefahr einer Entwicklung von problematischem oder pathologischem Glücksspielverhalten erhöhen. Dazu zählen neben dem männlichen Geschlecht, einem niedrigen Bildungsniveau und Arbeitslosigkeit auch ein Lebensalter zwischen 14 und 30 Jahren sowie ein Migrationshintergrund.

Verortung des Krankheitsbildes in der Störungstheorie

Der Begriff »Glücksspielsucht« oder die Einordnung von pathologischem Glücksspiel als »Verhaltenssucht« macht deutlich, dass große inhaltliche Überschneidungen zu den stoffgebundenen Abhängigkeitserkrankungen bestehen. Demgegenüber existiert vor allem die noch in den Klassifikationssystemen DSM-IV und ICD-10 vorgenommene Einstufung als »Störung der Impulskontrolle«. In den späten Neunzigerjahren des letzten und zu Beginn des jetzigen Jahrhunderts wurde auch eine Zuordnung zu den sogenannten Zwangsspektrumsstörungen diskutiert. Diese gerieten aber zunehmend in Vergessenheit bzw. es finden sich nur wenige Forschungsarbeiten, die sich dieser Fragestellung annehmen. Für jede der drei Zuordnungen konnten mehr oder weniger plausible und nachvollziehbare Argumente gefunden werden.

In der Praxis hat die Frage nach der Verortung des Störungsbildes wesentliche Auswirkungen. So entscheidet sich anhand der nosologischen Einstufung die Ableitung von Behandlungsangeboten. Verschiedene Forscher kritisier(t)en, dass eine Reduzierung der Glücksspielsucht auf eine Störung der Impulskontrolle verhindern könne, dass geeignete Elemente aus der Behandlung suchtkranker Patientinnen und Patienten in der Therapie eingesetzt werden.

Diese Fragestellung erledigte sich spätestens seit dem im Dezember 2014 in deutscher Sprache erschienenen DSM-5. Darin wird die Glücksspielstörung (»gambling disorder«) unter »Sucht und zugehörige Störungen« (»addiction and related disorders«) aufgeführt. Die Würfel sind damit bezogen auf das DSM-5 gefallen – die Verhandlung um die Verortung des Krankheitsbildes erfuhr somit zumindest auf absehbare Zeit einen zielführenden Richterspruch, auf dessen Basis bereits bestehende Behandlungsangebote weiter spezifiziert werden können. Es bleibt abzuwarten, ob die Neufassung der ICD-11 diese Entwicklung aufgreift oder in der Einordnung der ICD-10 verbleibt.

MERKE → Glücksspielverhalten wird je nach angewandtem Diagnosemanual nosologisch entweder als Störung der Impulskontrolle oder als suchtbezogenes Störungsbild kategorisiert.

Bedingungen und Mechanismen zur Entstehung und Aufrechterhaltung von Glücksspielverhalten

In der Forschung zur Glücksspielsucht werden verschiedene Faktoren identifiziert, die zu einer erhöhten Anfälligkeit für ein Glücksspielverhalten führen können.

Ähnlich wie bei den substanzgebundenen Störungsbildern gibt es bei Störungen durch Glücksspiel deutliche Hinweise und erste wissenschaftliche Belege auf signifikante Häufungen der Betroffenheit innerhalb einer Familie. Dies äußert sich in der Praxis dadurch, dass mehrere Mitglieder einer Familie die diagnostischen Kriterien einer glücksspielbezogenen Störung erfüllen. Interessant ist hier vor allem die sogenannte Transmissionsrate, also die Übertragungshäufigkeit (und deren Bedingungen) von einer Generation auf die nächste. Verschiedene Einflussfaktoren für Transmission bei

Familiäre Häufung ↴

Glücksspiel wurden in Zwillingsstudien untersucht. So sind eineiige Zwillinge in 23 Prozent lebenszeitbezogen gemeinsam betroffen, bei zweieiigen Zwillingen beträgt diese Rate 10 Prozent. Liegt eine glücksspielbezogene Störung bei einem Familienmitglied vor, so sind Verwandte ersten Grades zu 20 Prozent ebenfalls betroffen.

Weitere Hinweise gibt es ebenso bezogen auf eine erhöhte Auftretenswahrscheinlichkeit mit depressiven Entwicklungen und substanzbezogenen Störungen, zum Beispiel einer Störung durch den Konsum von Alkohol.

Aktuell wird zudem erforscht, inwieweit und, wenn ja, welche Rolle genetische Bedingungen bei der Entwicklung einer Glücksspielstörung spielen.

Als wesentliche soziodemografische **Soziokulturelle Bedingungen** ⇗ bzw. soziokulturelle Bedingungen für die Entwicklung von Glücksspielstörungen werden die Einflüsse von niedrigem Bildungsniveau, frühem Glücksspielbeginn und die bereits beschriebenen Migrationsbiografien der Betroffenen genannt (MEYER u.a. 2011). Inwieweit die Arbeitslosigkeit (wie bei den stoffgebundenen Störungen hinlänglich belegt) einen wesentlichen Einflussfaktor darstellt, gilt es aus meiner Sicht für Glücksspielstörungen noch näher zu erforschen. ↗ Gefährdungspotenzial, Seiten 19, 34 ff., 136

Glücksspiel im Gehirn

Neurobiologische Erklärungsmodelle von Glücksspielstörungen orientieren sich am biopsychosozialen Modell. Sie dienen in der Beratungsarbeit als Möglichkeit, Veränderungsprozesse möglichst anschaulich und verständlich im Sinne der Psychoedukation darzustellen. Erstaunlicherweise zeigen in der Praxis viele Glücksspieler hohes Interesse an diesem Thema.

Hinsichtlich der Thematik stehen im Wesentlichen vier Prozesse im Vordergrund, die zu beachten sind:

- die Verarbeitung von Belohnung und Bestrafung,
- die verstärkte Empfänglichkeit für erlernte (konditionierte) sucht-bezogene Reize (Cue-Reaktivität),
- die Impulsivität sowie
- die Entscheidungsfindung.

Dem Neurotransmittersystem im Gehirn wird eine wichtige Bedeutung bei der Entstehung und Aufrechterhaltung von Glücksspielstörungen zugeschrieben. So tragen die Neurotransmitter zu einer Veränderung der Spannung und Erregung während des Spielvorgangs bei, erklären die Unterschiedlichkeiten von verschiedenen Menschen hinsichtlich der Frage, wie ausgeprägt die Impulsivität ist, und entscheiden darüber, wie intensiv sich glücksspielende Personen durch den Spielvorgang und den damit verbundenen Reizen belohnt oder bestraft erleben.

In diesem Zusammenhang beeinflussen verschiedene Neurotransmitter auch verschiedene Aspekte im Kontext des Glücksspielverhaltens. *Noradrenalin* ist ein Neurotransmitter und ein Hormon. Es wird vom Körper unter anderem im Nebennierenmark produziert. Es ist mit dem Adrenalin eng verwandt und beeinflusst vor allem das Herz-Kreislauf-System. Zum Beispiel befindet sich bei Menschen mit Herzinsuffizienz eine enorm erhöhte und deshalb schädliche Konzentration von Noradrenalin im Blut. Bei vergleichenden Untersuchungen von Glücksspielenden mit und ohne gestörtem Spielverhalten fanden sich bei den Personen mit gestörtem Spielverhalten erhöhte Noradrenalinwerte. Auch wurde eine erhöhte Herzfrequenz während des Spielvorgangs beobachtet. Weiterhin hat Noradrenalin wohl eine Auswirkung auf die Aufmerksamkeitsfokussierung während des Spielvorgangs. Es existiert die Hypothese, dass die starke Verdrängungsfunktion während des Spielverhaltens durch die erhöhte Noradrenalinübertragung entsteht.

Serotonin ist ebenfalls ein Neurotransmitter und ein Hormon, das vor allem im Gewebe vorkommt. Im menschlichen Organismus besitzt Serotonin vielfältige Wirkungen, insbesondere auf das Herz-Kreislauf-System, den Magen-Darm-Trakt und das Nervensystem. Serotonin hat normalerweise eine wichtige Rolle bei der Impulssteuerung und Impulskontrolle. Diverse Untersuchungen zeigen, dass Personen mit Glücksspielstörungen einen verminderten Serotoninumsatz aufweisen und ihr reaktives Verhalten auf serotonerg wirkende Substanzen verändert ist. Hier wird vermutet, dass dies prädisponierende Faktoren für die Entwicklung einer Glücksspielstörung sein können. ↗ Veränderungsabsicht, Seiten 77, 80 ff., 90 f., 128

In der Folge gibt es erste Ansätze der Behandlung von Glücksspielern mit Selektiven Serotonin-Wiederaufnahmehemmern (SSRI), die zeigen, dass vor allem Personen mit Komorbiditäten wie Angststörungen und Depressionen davon profitieren können. Ebenso gibt es aber auch kritische Stimmen zum Einsatz von SSRI, sodass hier sicher noch mehr Forschungsarbeit geleistet werden muss.

Dopamin ist ein biogenes Amin aus der Gruppe der Katecholamine und ein wichtiger Neurotransmitter. Die psychotrope Bedeutung des Dopamins ist im Bereich der Antriebssteigerung und Motivation verortet. Dopaminerge Neuronen findet man im Zentralnervensystem und dabei hauptsächlich im Mittelhirn. Dabei bedeutsam ist das dopaminerge System oder mesolimbische Belohnungssystem. Die Wirkungszusammenhänge von psychoaktiven Substanzen (wie Alkohol, Kokain, Nikotin) wurden bereits umfangreich erforscht. Daraus wurde abgeleitet, dass Dopamin eine entscheidende Rolle bei der Entstehung und Aufrechterhaltung von stoffgebundenen, suchtbezogenen Störungsbildern hat. Je mehr die Nervenzellen des Belohnungssystems von Dopamin erregt werden, desto ausgeprägter ist das Wohlbefinden der konsumierenden Person. Durch Alkohol, Kokain oder Nikotin wird der Dopaminspiegel im Gehirn quasi künstlich erhöht. Davor schützt sich das Belohnungssystem mit einer Gegenreaktion und drosselt die Ausschüttung. Dopamin-Rezeptoren werden dann in den Nervenzellen reduziert. In der Folge wird das

Belohnungssystem unempfindlicher gegenüber der Droge, es besteht die Gefahr einer Höherdosierung.

Einige Studien haben sich nun bereits mit der Bedeutung des Dopamins für die Entwicklung einer Glücksspielstörung auseinandergesetzt. Die als »uneindeutig« bezeichnete Studienlage (MÖRSEN u. a. 2011) birgt Hinweise, dass bei Glücksspielern eine unzureichende Transmission (Übertragung) von Dopamin im Belohnungssystem vorherrscht. Der Dopaminmangel kann dazu führen, dass die glücksspielende Person durch zunehmendes Glücksspiel und die damit verbundene psychisch empfundene und körperlich spürbare Erregung eine positive Verstärkung erfährt, die zu einer Dopaminfreisetzung führt und damit biochemisch einen Ausgleich schafft. Reduziert die glücksspielende Person das Glücksspielverhalten wieder, bleibt die Verstärkerwirkung und somit die Dopaminausschüttung aus und es kommt – vergleichbar mit den stoffgebundenen Süchten – zu Entzugserscheinungen.

In der Behandlung von Parkinsonpatientinnen und -patienten mit Medikamenten, die das dopaminerge System beeinflussen (etwa Dopamin-Antagonisten), wurde vereinzelt die erhöhte Auftretenswahrscheinlichkeit von gestörtem Glücksspielverhalten (und diversen Impulskontrollstörungen) beobachtet. Aus diesem Grund ist es grundsätzlich sinnvoll, glücksspielende Personen bei der Anamnese nach einer Behandlung mit Parkinsonmedikamenten zu fragen.

Endorphine sind körpereigene Opioidpeptide, die in der Hypophyse und im Hypothalamus produziert werden. Sie gelten als körpereigene Belohnungsstoffe und sind in engem Zusammenhang mit dem dopaminergen Belohungssystem zu sehen. Endorphine sind verantwortlich für die emotionale Euphorie, die bei einer Belohnungssituation (etwa während des Glücksspiels) auftritt.

Eine sehr anschauliche Möglichkeit, hirnorganische Veränderungen zu erklären, hat der Gehirnforscher Manfred SPITZER (2004) beschrieben. Er benutzt dabei den bildlichen Vergleich, in einem verschneiten Winter auf einem Aussichtsturm in einem Park zu stehen und die Spuren im Schnee zu beobachten, die einzelne Personen hinterlassen, wenn diese bestimmte Wege gehen. Aus häufiger gegangenen Wegen mit mehreren Spuren entsteht ein Trampelpfad, manche seltener gegangene Spuren werden vom Schnee wieder überdeckt. Diese werden weniger bedeutsam. So kann die auf dem Aussichtsturm beobachtende Person nach und nach die Statistik der benutzten Wege im Park beobachten. Die synaptische Verschaltung der neuronalen Axone untereinander bilden solche intensiven Vernetzungen und damit die genannte Vulnerabilität für bestimmte Hirnprozesse. Dies unterstützt dann natürlich auch den Hang zum Glücksspiel mit seinem Belohnungssystem.

Ähnlich dieser Spuren im Park verhält es sich mit den Spuren im Gehirn, die zum Beispiel durch regelmäßiges Glücksspielverhalten und den damit verbundenen Begleiterfahrungen entstehen. Jede einzelne Glücksspielaktion schlägt sich geringfügig nieder, hinterlässt aber eine Statistik und damit die Regeln, die mit der einzelnen Erfahrung in Verbindung stehen, als feste Spuren im Gehirn. Spitzer spricht dabei von »Musterverarbeitungsprozessen«. Funktional wird auf diesen Spuren Information leichter weitergeleitet: Auf dem Trampelpfad kann man einfacher und leichter gehen, als erst neue Spuren durch den Schnee treten zu müssen. Durch die Neuroplastizität des Gehirns kommt es nun schrittweise zu Veränderungen im Gehirn, das heißt, synaptische Verbindungen werden durch die Aktivitätshäufigkeit und Intensität entweder verstärkt oder abgeschwächt. Glücksspielverhalten wird somit, wie andere Verhaltensweisen auch, gelernt und hinterlässt Spuren im Gehirn. Diese Erkenntnis ist sowohl für präventive Ansätze als auch für therapeutische Interventionen von wesentlicher Relevanz.

Störung der Impulssteuerung und Impulskontrolle

Die Steuerung von Impulsen stellt einen weiteren wesentlichen Aspekt bei der Entstehung und Aufrechterhaltung einer Glücksspielproblematik dar. Viele Glücksspielende lösen als unangenehm erlebte Anspannungszustände (zum Beispiel ausgelöst durch Stressempfinden), dadurch auf, dass sie Entspannung herbeiführen, indem sie eine Spielhalle aufsuchen.

Gestört ist die Impulssteuerung dann, wenn das impulsive Verhalten dranghaft und automatisiert ausgeführt wird. Es wird zumeist bewusst erlebt, kann aber willentlich nicht oder nur schwer verhindert werden und führt in der Folge zu wesentlichen Einschränkungen für die Person oder deren soziales Umfeld.

Eine mangelnde Impulskontrolle führt vor und während des Glücksspielens bei den Betroffenen dazu,

- dass sie Entscheidungen treffen, ohne das damit verbundene Verlustrisiko realistisch einzuschätzen,
- dass sie kurzfristige Belohnungseffekte höherwertiger einstufen als die langfristigen (zumeist negativen) Konsequenzen,
- dass sie ein hohes Maß an Spannungsempfinden und Erregung beim Glücksspielen bedeutsamer bewerten als die damit verbundene Stressreaktion.

Hier kurze, aus der Praxis abgeleitete Verhaltensbeschreibungen zur Veranschaulichung einer mangelnden Impulskontrolle:

BEISPIEL 1 → Klientin A. berichtet darüber, dass sie nun in insgesamt vier Spielhallen Hausverbot habe, da sie immer zu einem gewissen Zeitpunkt des Spielens anfange, auf den Spielautomaten einzuschlagen. Sie habe dadurch schon mehrere Automaten »außer Gefecht« gesetzt. Sie könne dieses Verhalten nicht steuern. Grundsätzlich leide sie darunter, dass sie im Leben wenig erreicht habe, aktuell aufgrund eines Beziehungsendes einsam sei und die damit verbundene Anspannung nur schlecht ertrage. Das Glücksspiel würde sie kurzfristig entlasten.

BEISPIEL 2 → Klient B. berichtet, dass er trotz gegenteiligem Vorsatz während »Spielabenden« (so seine Bezeichnung) selbst nach hohen Verlusten wie ferngesteuert zu Bankautomaten geht und, solange verfügbar, Geld abhebt, um weiterspielen zu können. Erst am Tag nach solchen »Exzessen« würde er das Ausmaß der Konsequenzen erkennen.

In der therapeutischen Arbeit bietet sich das Bild des Lenkrades eines Autos an, das während des Spielprozesses aus der Hand gegeben wird. Der Autopilot übernimmt die Steuerung, hat aber in seinem System keine oder eine zu schwache Bremse zur Verfügung.

Jörg PETRY (1996) hat für Glücksspielstörungen **Vulnerabilität** ⌐ ein Vulnerabilitätsmodell bzw. klinisches Vulnerabilitätskonzept vorgelegt. Er beschreibt eine Wechselwirkung der spezifischen inneren Bedürfniskultur und der äußeren Anreizsituation, also den Aufforderungscharakter durch spezielle Glücksspielangebote. Im Mittelpunkt dieses Ansatzes steht die Selbstwertproblematik oder Selbstwertstörung der glücksspielenden Person in Verbindung mit einer gestörten Gefühlsregulation, wodurch negative Emotionen (Versagensgefühle, Gefühle von Wut und Trauer etc.) durch die Ersatzhandlung Glücksspiel unterdrückt und abreagiert werden. Bedeutsam in diesem Konzept sind negative Kindheitserfahrungen und deren Auswirkungen auf die Gestaltung und Handhabung sozialer Kontakte, Interaktion und Kommunikation. Glücksspiel wird also als Möglichkeit gesehen, den eigenen Selbstwert kurzfristig zu erhöhen und Gefühle zu regulieren. Gleichzeitig entstehen Interaktionsmuster, die von Distanz und Kontrolliertheit gekennzeichnet sind. Reale Folgen des Glücksspiels werden dabei zunehmend ausgeblendet, sodass es auch zu einer Einschränkung bei den Möglichkeiten und Methoden der Alltagsbewältigung kommen kann.

Kognitive Irrtümer

Mit der Thematik der Impulskontrolle eng verbunden sind Veränderungen im Entscheidungsverhalten von glücksspielenden Menschen. Es ist zu beobachten, dass diese ein besonderes, im Vergleich zu nicht glücksspielenden Personen verändertes Denken in Bezug auf das Glücksspiel haben.

Sie unterliegen hierbei »kognitiven Irrtümern« oder, wie diese in der Verhaltenstherapie genannt werden: kognitiven Verzerrungen. Im beraterischen und psychotherapeutischen Kontext sind kognitive Verzerrungen zu identifizieren, mit den betroffenen Personen zu besprechen und – wenn möglich – nachhaltig zu korrigieren, was erfahrungsgemäß ein langwieriger Prozess ist.

Es gibt auch einen Fragebogen zur Erhebung dieser kognitiven Irrtümer. Der Gamblers' Beliefs Questionnaire (GBQ) ist ein von Timothy A. Steenbergh und Kollegen (2002) entwickeltes Instrument zur Erfassung kognitiver Verzerrungen bezüglich des Glücksspielens. Es beinhaltet insgesamt 21 Fragen, die anhand einer Skala von 0 (stimmt gar nicht) bis 7 (stimmt vollkommen) beantwortet werden können. Dieser Fragebogen wurde als Selbsteinschätzungsbogen entwickelt, der die kognitiven Verzerrungen des Spielers misst.

Im Folgenden seien einige gängige kognitive Verzerrungen genannt.

Kontrollillusionen ⟶ Betroffene Personen glauben daran, bestimmte Ereignisse, hier zum Beispiel der Ausgang eines Glücksspiels, kontrollieren zu können, was bei rationaler oder mathematischer Betrachtung nicht möglich ist. Dazu zählen auch abergläubische Verhaltensweisen.

BEISPIEL ⟶ Klient C., ein 30-jähriger Kaufmann, behauptet, dass ihm jetzt nur noch wenige Bedingungsfaktoren in seiner Berechnung fehlen, dann könne er die Ausgänge beim Pokern in der Spielbank exakt berechnen. Jeder Verlust führe ihn näher an seine perfekte Formel (der Klient bringt dabei komplizierte und für die

Beratungsperson undurchsichtige mathematische Berechnungen mit zum Gespräch).

Im erwähnten GBQ werden die Kontrollillusionen anhand verschiedener Fragestellungen herausgefunden, hier zwei Beispiele (eigene Übersetzung): »Mein Wahlverhalten und meine Handlungen haben Einfluss auf das Ergebnis des Spiels oder den Wettausgang.« Oder: »Ich habe eine eigene Glücksstrategie, die ich anwende, wenn ich spiele.«

Als »Heuristik« bezeichnet man eine einfache Denk-   **Heuristiken** ⮎
und Verfahrensstrategie für effizientere Urteile und Problemlösungen. Diese ist meist schneller, aber auch wesentlich fehleranfälliger als eine algorithmische Betrachtung. Bei glücksspielenden Personen zeigt sich dies zum Beispiel darin, dass Verkettungen von zufälligen Ereignissen mit einem Muster versehen werden. Eine interessante Praxisübung dazu ist der Materialsammlung zur Beratung pathologischen Glücksspielverhaltens der Brandenburgischen Landesstelle für Suchtfragen e. V. zu entnehmen:

BEISPIEL ⟶ Frank wirft neun Mal eine Münze (Kopf oder Zahl). Er kommt zu diesem Ergebnis:

1 Kopf	2 Kopf	3 Kopf	4 Zahl	5 Kopf	6 Kopf	7 Kopf	8 Zahl	9 Zahl	10 ?

Vor dem letzten Wurf fordert Peter ihn auf, mit ihm zu wetten, ob beim nächsten Wurf Kopf oder Zahl kommt.

Rational betrachtet, besteht natürlich jeweils eine fünfzigprozentige Chance für den einen oder anderen Ausgang. Glücksspielende unterliegen aber häufiger der Gefahr, eine Ausgangsprognose nach einem bestimmten Muster zu tätigen (Wenn-dann-Konstruktionen). In der Fachliteratur wird dies als »gambler's fallacy« oder »Irrtum des Spielers« bezeichnet.

»Diskontierungsverhalten« bezeichnet, **Diskontierungsverhalten** ↴
wie Kosten und Nutzen, die zu einem bestimmten zukünftigen Zeitpunkt anfallen, heute bewertet werden. Menschen mit Glücksspielverhalten haben nach aktuellem Forschungsstand eine wesentlich höhere Gegenwartspräferenz als andere. So wird der Nutzen des aktuellen Glücksspielverhaltens als höher und wertiger betrachtet als die zukünftig entstehenden Kosten. Hier bestehen große Ähnlichkeiten zu den bereits beschriebenen Schwierigkeiten mit der Impulskontrolle und zur zeitlich verschobenen Belohnung.

Glücksspielende Personen reden viel über **Bedeutung des Geldes** ↴
Geld, denken viel an Geld und haben andere hohe Bewertungen bezüglich der Bedeutung von Geld. Eine Untersuchung von Tilman Becker und Kolleginnen benennt als Fazit, dass »Geld selbst für die befragten pathologischen Spieler, die sich bereits in Therapie befinden, sehr viel wichtiger ist als für eine für die deutsche Bevölkerung repräsentative Vergleichsgruppe« (BECKER u. a. 2013, S. 195).
Aus der Praxisbeobachtung ließe sich die Hypothese anfügen, dass Personen in Berufen mit starkem Geldbezug (kaufmännische Berufe, Banker etc.) unter bestimmten Bedingungen in einem höheren Maße einer Glücksspielgefährdung unterliegen als andere.

Die Ausbildung und das Aufrechterhalten von **Suchtgedächtnis** ↴
problematischem oder pathologischem Glücksspielen lässt sich eng mit dem Begriff des Suchtgedächtnisses in Zusammenhang bringen. Das Suchtgedächtnis ist eine Hilfskonstruktion, um neuronale Prozesse, vor allem im Bereich des episodischen (autobiografischen) Gedächtnisses zu erklären. So werden Erlebnisse und zwischenmenschliche Erinnerungen der eigenen Biografie mit Raum-Zeit-Bezug gespeichert. Unter anderem entscheidet das Maß an Emotionalität darüber, ob die Information im Suchtgedächtnis gespeichert wird und später durch spezielle Auslöser wieder abgerufen werden kann. Auch hier ein kurzes Praxisbeispiel:

BEISPIEL ⟶ Klientin D. berichtet, dass sie unter anderem deshalb regelmäßig Glücksspiele spielt, weil sie in der Anfangszeit ihrer »Spielerkarriere« große Gewinne eingefahren habe. Das sei auch bezogen auf ihre Partnerschaft die glücklichste Zeit ihres Lebens gewesen (in der Wissenschaft bekannt als Big-Win-Theorie). Das Spielverhalten trete nun immer dann vermehrt auf, wenn es in der Partnerschaft Probleme gebe.

MERKE ⟶ Die Entwicklung und Aufrechterhaltung von Störungen durch Glücksspiel werden beeinflusst durch soziokulturelle Faktoren, Schwierigkeiten in der Impulssteuerung, kognitive Verzerrungen und hirnorganische Dynamiken im Zusammenhang mit dem sogenannten Suchtgedächtnis.

Rechtzeitiges Erkennen

Therapeutische Beziehung, Verleugnungs-tendenzen und mutiges Erfragen – Ebenen diagnostischer Einordnung

Glücksspielstörungen werden in der medizinisch-psychiatrischen Diagnostik häufig übersehen bzw. verkannt. Dies liegt zum einen daran, dass bei den befragenden Personen das nötige spezialisierte Erhebungswissen fehlt, zum anderen an den Verleugnungstendenzen der befragten Personen. Die Thematik ist scham- und schuldbesetzt und wird von den Betroffenen und deren Angehörigen lange Zeit verharmlost. Oftmals steht eine Beziehungsproblematik oder die Störung des gesamten sozialen Netzes im Hintergrund.

Die in der Sozialpsychologie bekannte Impression-Management-Theorie (MUMMENDEY & BOLTON 1985) beschreibt das menschliche Bedürfnis nach Schutz des eigenen Selbstwertes gerade in schwierigen, belastenden Lebenssituationen. Dieses Schutzbedürfnis ist umso höher, je belastender die Lebenssituation ist. Selbstrepräsentationstaktiken werden so gewählt, dass bei anderen Personen ein möglichst positiver Eindruck hinterlassen wird. Übertragen auf Glücksspielende bedeutet dies, dass diese sich nach außen als selbstsicher, sozial kompetent und kontrollfähig darstellen, obwohl sie dies zumindest bezogen auf das Glücksspielverhalten längere Zeit bereits nicht mehr sind.

BEISPIEL → Herr E. – ein Automatenspieler – berichtet im Erstgespräch: »Wissen Sie, ich habe alles unter Kontrolle. Wir haben zwei Eigentumswohnungen, können uns und unserem Kind Markenkleidung kaufen. Ich fahre nie Autos, die älter als drei Jahre sind. Aus Liebe zu meiner Frau habe ich mich für das Beratungsgespräch entschieden, da ich zuletzt Pech beim Glücksspielen hatte. Das ist aber kein größeres Problem.« Im Verlauf des weiteren Gesprächs stellt sich heraus, dass eine der Wohnungen bereits zum Verkauf ansteht, die Leasingraten für das Auto seit drei Monaten nicht gezahlt werden können und die Partnerin mit einer Trennung drohte, sollte Herr E. weiter dem Glücksspiel nachgehen. Als ihm das Ausmaß der Problematik bewusst wird, bricht er aus Scham zunächst den Beratungskontakt ab.

Da sich die Glücksspielstörung episodisch entwickelt und teilweise auch remittiert, ist die richtige Einordnung des Störungsbildes durchaus schwierig. Deshalb ist es wichtig, im Beratungskontakt oder Anamneseprozess Fragen zum Glücksspielverhalten, zur finanziellen Situation, zur justiziellen Belastung (etwa ob die Person vorbestraft ist oder aktuell laufende und speziell im Zusammenhang mit dem Glücksspielverhalten stehende Strafverfahren offen sind), zur Partnerschaftssituation, zu psychischen Störungen etc. zu stellen.
Für eine effektive Erhebung im Rahmen der Diagnostik gehört neben dem Einsatz von nötigem Fingerspitzengefühl für die Lebenssituation und die emotionalen Befindlichkeiten durchaus Mut, eine angemessene Form von Humor sowie die »Frechheit«, den befragten Personen immer ein Stück mehr »auf die Füße zu treten«. Dies kann dazu beitragen, Verleugnungstendenzen langsam aufzubrechen und eine therapeutische Beziehung herzustellen, um die für die Diagnostik notwendigen Informationen zu sammeln.
Hier einige Formulierungen, die sich in der Praxis als hilfreich erwiesen haben:

- »Ich möchte Ihnen jetzt ganz viele verschiedene Fragen zum Glücksspielverhalten stellen. Ich möchte Sie bitten, mir zu sagen, sobald Sie eine Frage nicht verstehen oder diese Sie emotional aufwühlt. Ich werde Ihnen dann gerne erklären, warum ich die Frage gestellt habe.«
- »Ich sehe, Sie sind etwas irritiert, warum ich jetzt die Frage nach Schulden stelle, obwohl Sie mir sagten, alles im Griff zu haben. Ich bin von Berufs wegen neugierig und möchte eine bestmögliche Informationsbasis für die weiteren Empfehlungen haben, die Sie sich wünschten.«
- »Ich finde das, was Sie mir über Ihre Lebenssituation erzählt haben, sehr spannend. Darf ich Sie noch gezielter danach fragen, warum Ihre Partnerin möchte, dass Sie etwas an Ihrem Glücksspielverhalten verändern?«

Die Phase der Diagnostik sollte sich gezielt über mehrere Beratungsgespräche erstrecken und findet zudem prozessbegleitend statt. Neue Informationen werden quasi in das Gesamtbild integriert und in den weiteren Planungsprozess eingearbeitet, soweit dies erforderlich ist.
Die Diagnostikphase hat nach Yvonne J. KULBARTZ-KLATT und Johannes LINDENMEYER (2012) fünf wesentliche Funktionen:
- differenzialdiagnostische Abklärung des Glücksspielverhaltens,
- Abklärung psychischer Komorbidität,
- Analyse der Motivationslage des Klienten,
- Indikationsentscheidung hinsichtlich des weiteren Vorgehens,
- Erhöhung der Veränderungsmotivation und der Compliance des Klienten.

Erfahrungsgemäß dient eine umfangreiche und hinreichend durchgeführte Diagnostik dazu, die Passgenauigkeit und Zielführung von zu planenden Maßnahmen und Interventionen zu erhöhen.
Auf einige der bereits genannten Aspekte im Rahmen der Diagnostik soll im Folgenden noch näher eingegangen werden.

Unbedingt notwendig: Erfragen von Schulden

Nach einer Metabetrachtung mehrerer Studien (etwa SCHWARZ – LINDNER 1990; DENZER u.a. 1995) weisen 70 Prozent der im Bereich des pathologischen Glücksspiels behandelten Patientinnen und Patienten in stationären Einrichtungen jeweils zwischen 5.000 und 25.000 Euro Schulden auf. 20 Prozent geben eine Schuldenlast von über 25.000 Euro an, nur 10 Prozent seien nicht verschuldet. Bei einer 2008 am Beratungs- und Behandlungszentrum für Sucht-erkrankungen der Evangelischen Gesellschaft Stuttgart durch die Fachhochschule Esslingen durchgeführten Erhebung (n = 68) gaben 22 Prozent der Befragten an, keine Schulden zu haben, 53 Prozent hatten Schulden zwischen 2.000 und 20.000 Euro, 25 Prozent über 20.000 Euro (LAGING 2009).

Zieht man den Vergleich zu anderen suchtbezogenen Störungsbildern heran, so weisen die pathologischen Glücksspieler die höchste Ver-schuldung auf (MEYER & Bachmann 2013). Keine Schulden haben nur 34,5 Prozent der Glücksspielenden, hingegen haben 16 Prozent über 25.000 Euro Schulden. Im Unterschied weisen beim Sucht-mittel Kokain, das manchmal ironisch als »Gottes Beweis, dass du zu viel Geld hast« tituliert wird, 44,8 Prozent der kokainabhängi-gen Menschen keine Schulden und 9,4 Prozent über 25.000 Euro Schulden auf.

Die Schulden betreffen nicht nur die Glücksspielenden selbst, sondern natürlich auch deren Partner, Kinder, Freunde und Kollegen.

Fakt ist: Glücksspielen kostet Geld, viel Glücksspielen kostet viel Geld, problematisches Glücksspielverhalten kostet problematisch viel Geld, gestörtes Spielverhalten führt zu Störungen im Umgang mit Geld.

Aus diesem Grund haben viele Menschen mit Glücksspielstörungen einen dringenden Bedarf an Unterstützung bei der existenziellen und finanziellen Überlebenssicherung, bei der Strukturierung der Finanz-situation und nicht zuletzt bei der Regulierung der Schulden.

Die Frage nach Schulden ist im persönlichen Beratungskontakt unabdingbar. Diese Fragestellung kann aus verschiedenen Gründen schwierig sein. So besteht die Möglichkeit, dass die betroffenen Personen aus Scham keine Auskünfte geben möchten, oder sie haben überhaupt keinen Überblick über ihre Finanzen, die Höhe der Schulden und die Anzahl ihrer Gläubiger. Zudem vermischen sich nicht geleistete Zahlungen (etwa Unterhaltsschulden, Mietschulden) und zu leistende Kredite (bei Banken) mit Privatschulden (über die es oftmals nur mündliche Absprachen gibt).

Geeignete Fragemöglichkeiten sind:

- »Um einen vollständigen Überblick über die Folgen Ihres Glücksspielverhaltens zu bekommen, möchte ich Sie nach der Höhe Ihrer Schulden fragen.«

- »Denken Sie, dass Sie einen ausreichenden Überblick über Ihre Finanzsituation haben?«

- »Sollen wir mal gemeinsam einen Blick auf Ihre Finanzsituation werfen? Dazu sollten Sie zum nächsten Mal folgende Unterlagen mitbringen.«

- »Wie sieht es mit Mietschulden aus, haben Sie bereits mehrere Monatsmieten nicht bezahlt, wenn ja, wie viele?«

Je nach Umfang, Ausmaß und Komplexität der Problematik sollte der Kontakt zu einer Schuldnerberatungsstelle frühzeitig hergestellt werden. Frühzeitig deshalb, weil für diese spezialisierte Unterstützung mit wochen- bis monatelangen Wartezeiten gerechnet werden muss. Schuldnerberatungsstellen bieten – unter anderem – folgende Dienstleistungen im Rahmen der Einzelfallarbeit an:

- Basisberatung (Anamnese, Problembeschreibung, Zielfindung),
- Existenzsicherung,
- Forderungsüberprüfung, Schuldnerschutz,
- psychosoziale Betreuung,
- Regulierung und Entschuldung.

Aktuell in der Diskussion ist auch die Frage, ob es und wann es Sinn hat bei noch aktiven Glücksspielenden, in die Schuldenregulierung einzusteigen. Unbestritten ist aber die Notwendigkeit der Unterstützung bei der Existenzsicherung.

Eine enge Verzahnung im Sinne von Vernetzung und Kooperation von Beratungsdiensten für Glücksspielende und Schuldnerberatungsstellen ist erstrebenswert.

MERKE → Der größte Teil der Menschen mit Glücksspielstörungen ist verschuldet. Das Erfragen dieser Thematik ist notwendiger Bestandteil der Anamneseerhebung. Die Vernetzung zu einer spezialisierten Schuldnerberatungsstelle kann erforderlich sein.

Psychiatrische Kombinationsphänomene

Beachtenswert bei den problematischen und pathologischen Glücksspielern ist das hohe Maß an zusätzlichen psychischen Störungsbildern. Nach Malgorzata ZANKI und Gabriele FISCHER (2009) wird das Risiko einer Störung durch Glücksspielen durch das Vorliegen einer psychischen Erkrankung wesentlich erhöht. Christian MEYER und Kollegen (2011, PAGE-Studie) beschreibt bei 95,4 Prozent der pathologisch Glücksspielenden das zusätzliche Auftreten einer psychischen Erkrankung (*einschließlich* der Suchtdiagnosen). Bei der zu vergleichenden Allgemeinbevölkerung sei diese Zahl 35,7 Prozent. Folgende psychiatrische Störungsbilder treten besonders häufig kombiniert auf und erfordern eine gesonderte Beachtung: stoffgebundene Störungsbilder, pathologischer Mediengebrauch, Persönlichkeitsstörungen und -akzentuierungen, Aufmerksamkeitsdefizite und Hyperaktivität, psychotische Störungen sowie affektive Störungen und Angststörungen (mehr dazu in den folgenden Kapiteln).

Es findet sich also häufig eine Komorbidität. Darunter wird das gemeinsame Vorkommen von zwei und mehr Störungen entweder zeitlich unabhängig voneinander, was dann als Lebenszeit-Komorbidität bezeichnet wird, oder gleichzeitig in einem bestimmten Zeitraum verstanden. Hier spricht man von einer aktuellen Komorbidität.

Stoffgebundene Störungsbilder

Am bekanntesten ist wohl das gemeinsame Auftreten einer Alkoholabhängigkeit mit einer Glücksspielproblematik. Alkoholbezogene Störungsbilder treten je nach Studiendesign bei 26,6 bis 54,8 Prozent (LORRAINS u. a. 2011; MEYER u. a. 2011) aller Glücksspielenden auf. In der Praxis sind dies unter anderem Automatenspieler in Gaststätten. Ebenso überrepräsentiert sind Störungen durch Nikotinkonsum. Auch hier ist im Vergleich zur Allgemeinbevölkerung die Lebenszeitprävalenz um das 3- bis 4-Fache erhöht. Bei sich bereits in einer stationären Behandlung befindenden Personen fanden sich 86,1 Prozent Glücksspielende (PREMPER & SCHULZ 2008).

Die Komorbiditätsraten von Störungen durch den Konsum illegaler Drogen und infolge Glücksspielen werden zwischen 22,5 und 39,9 Prozent angegeben. Hier ist ebenfalls ein enorm gesteigerter Wert zur Lebenszeitprävalenz in der Allgemeinbevölkerung (1,2 Prozent) festzustellen (ebd.).

Sowohl das Glücksspielen als auch der Substanzgebrauch haben ihre Anfänge im Kindes- und Jugendalter. Der Erwerb von Genussfähigkeit und Selbstkontrollmechanismen kann hierbei als Entwicklungsaufgabe erachtet werden. Treten Suchtmittelkonsum und das Glücksspielverhalten funktional hingegen als Problemlösemechanismen auf, so ist eine höhere Gefährdung zur Ausbildung eines späteren Störungsbildes anzunehmen. In der Regel ist der stoffgebundene Konsum dem Glücksspielverhalten vorgelagert. Beobachtbar ist Glücksspielen als »Suchtverlagerung« nach einer erfolgten Behandlung der stoffgebundenen Störung. Im Gespräch bezeichnen Betroffene das Glücksspielen als das zumindest kurzfristig »geringere Übel«. Wesentliche Zielsetzungen in Beratung und Behandlung sind dann, die Problem- und die Krankheitseinsicht herzustellen und den Wunsch nach Verhaltensänderung zu wecken.

Pathologischer Mediengebrauch

Einen ähnlich engen Verwandten wie die stoffgebundenen Störungen stellt der problematische oder pathologische Mediengebrauch (insbesondere via Internet) dar. Letztendlich ist eine nosologische Einordnung dieser Thematik noch nicht erfolgt. Richtungweisend hierbei ist aber die Aufnahme als Forschungsdiagnose unter der Rubrik »Sucht und zugehörige Störungen« im DSM-5.

Forschungen zum komorbiden Auftreten von Störungen durch Glücksspielen und Störungen durch Mediengebrauch gibt es bislang kaum. Holger FEINDEL und Bernd SOBOTTKA (2013) zitieren verschiedene Untersuchungen aus stationären Behandlungssettings und weisen je nach zitierter Untersuchung Komorbiditätsraten zwischen 2,4 Prozent und 7 Prozent aus.

Ähnlich wie bei den stoffgebundenen Störungsbildern werden auch hier »Wechselphänomene« im Sinne einer Verlagerung der Problematik beschrieben. Spannend zu beobachten ist, dass Glücksspiele zunehmend online durchgeführt werden oder in onlinegestützte PC-Spiele (Rollenspiele) von den Herstellern auch Geldspielanwendungen eingebaut werden. Es ist anzunehmen, dass diese Mischphänomene in der Zukunft zunehmend an Bedeutung gewinnen werden.

BEISPIEL ⟶ Herr F. hat eine stationäre Rehabilitation wegen pathologischen Glücksspielens beendet und befindet sich nun in einer ambulant betreuten Wohnform. Von seiner dortigen Betreuerin wird er erneut zur ambulanten Beratung überwiesen. Er berichtet, dass er seine Gefühle innerer Leere dadurch überwinde, dass er nun vermehrt Online-Rollenspiele spiele. Es falle ihm auf, dass er bereits an fünf Tagen pro Woche durchschnittlich mehr als sechs

Stunden vor dem Computer verbringe. Angst mache ihm nun, dass er die Bemühungen um eine neue Arbeitsstelle zunehmend vernachlässige. Er lebe abstinent bezüglich Glücksspielen. Er sei aber nicht bereit, das Online-Rollenspielen ganz einzustellen.

Sowohl bei den substanzbezogenen Komorbiditäten als auch bei der Komorbidität mit pathologischem Mediengebrauch sind individualisierte Fallbetrachtungen erforderlich. Integrative Behandlungsansätze haben sich als hilfreich erwiesen, zunehmend spezialisieren sich sowohl ambulante als auch (teil-)stationäre Behandlungseinrichtungen auf Komorbiditätsphänomene. Zu empfehlen sind Hilfekonferenzen der Behandlungsbeteiligten, dies innerhalb eines möglichst multiprofessionellen Behandlungsteams oder innerhalb einer Behandlungskette. Bei Herrn F. wäre es nun in der Diagnostikphase (natürlich mit seinem Einverständnis) empfehlenswert, sowohl die vorbehandelnde Rehabilitationseinrichtung als auch die aktuelle Betreuerin in den weiteren Beratungsablauf einzubeziehen.

Persönlichkeitsstörungen und -akzentuierungen

Persönlichkeitsstörungen treten bei Menschen mit Störungen im Bereich pathologischen Glücksspiels häufig auf. Zachary STEEL und Alex BLASZCZYNSKI (1998) weisen aus, dass bei 93 Prozent der untersuchten Personen in ambulanter Behandlung eine Persönlichkeitsstörung vorliegt. Nancy Petry und Kollegen (2005) beschreiben, dass das Vorliegen einer Persönlichkeitsstörung von Glücksspielenden 8,3-fach wahrscheinlicher ist als in der Normalbevölkerung. Bei einer Persönlichkeitsstörung sind in der Regel die Kognitionen, die Affekte und die Impulssteuerung beeinflusst. Dies wird im Alltag spürbar in der Art und Weise, wie betroffene Personen zwischenmenschliche Beziehungen gestalten. Folgende Persönlichkeitsstörungen treten im Zusammenhang mit einer Glücksspielstörung gehäuft auf:

- antisoziale (dissoziale) Persönlichkeitsstörungen,
- paranoide Persönlichkeitsstörungen,
- anankastische (zwanghafte) Persönlichkeitsstörungen,
- emotional-instabile Persönlichkeitsstörungen (»Borderline«),
- narzisstische Persönlichkeitsstörungen,
- histrionische Persönlichkeitsstörungen,
- ängstlich-vermeidende Persönlichkeitsstörungen,
- abhängige Persönlichkeitsstörungen.

In der wissenschaftlichen Literatur wird eher selten bis gar nicht davon ausgegangen, dass sich Persönlichkeitsstörungen infolge einer Glücksspielproblematik manifestieren. Für den praktischen Umgang mit Glücksspielenden ist spezielles Störungswissen erforderlich. Eine besondere Rolle erhält hierbei die Beziehungsgestaltung im beraterischen bzw. therapeutischen Kontext. Persönlichkeitsgestörte oder -akzentuierte Personen zeigen dysfunktionale Erlebens- und Verhaltensschemata, die vor allem in der Beziehungsgestaltung sichtbar werden. Empfehlenswert ist, dass Persönlichkeitsbesonderheiten als solche erklärbar und verstehbar werden, die Zuschreibung eines pathologischen Charakters ist hierbei wenig zielführend. Angewandt werden zum Beispiel Methoden aus der Psychoedukation.
Für die therapeutische Beziehung gilt es, einen besonders langen Atem zu haben und Verständnis noch in Situationen aufzubringen, die frustrierend sind. Häufig zu beobachten sind sogenannte Beziehungstests. Die Control-Mastery-Theorie (WEISS & SAMPSON 1986) bietet hier einen geeigneten Erklärungsansatz. Die Theorie basiert auf der Annahme von in der Kindheit erworbenen (in diesem Kontext: dysfunktionalen) Schemata. Der Klient tritt – mit entsprechend dem Schema organisierten Befürchtungen und Erwartungen – in die beraterische, therapeutische Beziehung ein und organisiert die dort gemachten Wahrnehmungen ebenfalls gemäß den erworbenen Schemata. Sind diese Schemata dysfunktional, so treten durch die formulierten Zielsetzungen Befürchtungen und

Ängste auf, die bedrohlich auf die Person wirken. Je nachdem, wie interessiert und motiviert sich der Klient an einer Verhaltens- bzw. Symptomänderung zeigt, wird er die pathogenen Überzeugungen kontinuierlich in der Therapiesituation am Therapeuten »überprüfen« (»Realitätstests«).

Für Beratungspersonen gilt es zunächst, diese Tests zu »bestehen«, um anschließend schrittweise die dysfunktionalen Schemata zu verdeutlichen und geeignet zu modellieren. Wichtig ist bei allen Persönlichkeitsstörungen, dass die formulierten Zielsetzungen auf Erreichbarkeit überprüft werden.

In der strukturierten Planung der diagnostischen und therapeutischen Methodik sind die Besonderheiten der persönlichkeitsgestörten und -akzentuierten Glücksspielenden zu berücksichtigen.

Aufmerksamkeitsdefizite und Hyperaktivität

ADHS stellt in der Beratung und Behandlung von Menschen mit Glücksspielstörungen eine weitere beachtenswerte Problematik dar. Geht man in der erwachsenen Allgemeinbevölkerung von bis zu 4 Prozent betroffener Personen aus, so wird die Prävalenz bei Glücksspielenden in der Literatur mit bis zu 35 Prozent angegeben. Diverse Studien weisen aber auch geringere Zahlen aus.

Funktional wird eine große Bedeutung der euphorisierenden Wirkung der ersten Gewinnphase zugemessen. Diese geht einher mit der Steigerung der inneren Erregung. Glücksspielen dient der Regulation von Gefühlen, der Stressreduktion (sedierender Effekt durch Glücksspiel) und der Verbesserung des Selbstwertes nach in der Regel vielen negativen Erfahrungen infolge der ADHS. Glücksspielende zeigen häufig ein impulsives Spielverhalten.

In der Diagnostik ist es sinnvoll, wenn möglich, standardisierte Verfahren zur Erfassung der ADHS-Symptomatik einzusetzen (Homburger ADHS-Skalen für Erwachsene oder ADHS-E). Bewährt hat sich die Einbeziehung von Angehörigen bei der Diagnoseerhebung.

Es ist zu empfehlen, die ADHS-Diagnostik durch erfahrene Fachleute durchführen zu lassen.

Im beraterischen und therapeutischen Umgang ist es zunächst bedeutsam, die betroffenen Personen im Setting zu halten, da Behandlungsabbrüche bei diesem Personenkreis häufig vorkommen. Zudem sind Methoden der Selbstkontrolle sowie Achtsamkeitsübungen praxisbewährt. Zielsetzung ist unter anderem die Verbesserung der Selbststeuerung, der Gefühlsregulation und eine Erhöhung des Selbstwertes.

Inwieweit medikamentöse Behandlungen (etwa mit Methylphenidat, Noradrenalin-Wiederaufnahmehemmer, Antidepressiva) erforderlich und sinnvoll sind, gilt es ebenfalls durch geeignete Fachleute abzuklären.

Psychotische Störungen

Es gibt nur wenige und in den Ergebnissen inkonsistente Untersuchungen zu den Zusammenhängen zwischen Störungen durch Glücksspiel und Psychosen. So existieren einerseits Hinweise auf eine erhöhte Auftretenswahrscheinlichkeit von Glücksspielverhalten bei Menschen mit einer schizophrenen Psychose, andererseits weisen Studien auf keine Häufung psychotischer Störungen bei Glücksspielenden hin.

Der Unterschied in der Betrachtung liegt hier wohl im als Haupt- oder Erstdiagnose erkannten und ausgewiesenen Störungsbild. Im ersten Fall (die Psychose ist Hauptdiagnose) werden etwa dreifach erhöhte Auftretenswahrscheinlichkeiten abgeleitet, im zweiten Fall (die Glücksspielproblematik ist Hauptdiagnose) wird kein gehäuftes Auftreten psychotischer Störungen beschrieben. Einzelfallbezogene Schilderungen deuten vor allem auf neurobiologische Gemeinsamkeiten beider Störungsbilder in Bezug auf das dopaminerge und serotonerge Neurotransmittersystem hin. Beide beeinflussen das motivationale und belohnungsabhängige Verhalten der betroffenen Personen.

Aufgrund dieser neurobiologischen Zusammenhänge ist eine geeignete medikamentöse Behandlung anhand der gängigen Behandlungsleitlinien zu prüfen. Weiterhin empfohlen werden für die Behandlung: Verhaltenstherapie, Psychoedukation, sozio- und milieutherapeutische Ansätze, störungsspezifische gruppentherapeutische Unterstützung, paar- und familienberaterische Angebote sowie nicht zuletzt Bewegungstherapie.

Es kann auf gängige Behandlungsverfahren für Menschen mit schizophrenen Psychosen zurückgegriffen werden. Eine Vernetzung der sozialpsychiatrischen und suchttherapeutischen Hilfenetzwerke ist in diesem Kontext unabdingbar. Der Einsatz von Hilfeplan- bzw. Fallkonferenzen hat sich in der praktischen Arbeit als hilfreich erwiesen, aber – Achtung! – auch als sehr zeitaufwendig. Im Sinne von Casemanagement-Ansätzen ist zu entscheiden, welche Hilfeinstitution die Fallführung übernimmt und welche Maßnahmen begleitend angeboten werden.

Was sind gelungene therapeutische Verhaltensvariablen für den Umgang mit Betroffenen beider Störungsbilder? Hanns Jürgen Kunert und Michael von Majewski (2013) weisen hierbei (stark gekürzt) folgende Merkmale aus:

Paranoidem Misstrauen soll mit einem klaren und eindeutigen Kommunikationsstil sowie mit klaren Zielabsprachen und Transparenz der Verantwortlichkeit entgegengetreten werden. Negativsymptome sind zu berücksichtigen und erfordern ein aktives therapeutisches Vorgehen. Hierbei hat die Ressourcenaktivierung Vorrang vor der Konfliktaktualisierung. Es gilt, die emotionale Labilität der Personen geeignet zu berücksichtigen (behutsame Konfrontation und Gewährung von Reizschutz etc.), Sitzungen sind klar zu strukturieren, um möglichen Störungen in der Informationsverarbeitung entgegenzuwirken. Die Maßnahmen sollen der Förderung des Selbstwertes dienen (Respekt der Autonomie, Wertschätzung und Akzeptanz).

Affektive Störungen und Angststörungen

Affektive Störungen (im Schwerpunkt depressive Störungen) und Angsterkrankungen treten bei Menschen mit Glücksspielstörungen gehäuft auf. So ist das Erkrankungsrisiko bei den affektiven Störungen nach aktuellen Untersuchungen um das 3,8-Fache und bei Angststörungen (hier werden bei dieser Betrachtung auch Posttraumatische Belastungsstörungen subsumiert) um das 3,2-Fache im Vergleich zur Normalbevölkerung erhöht (Deutsche Hauptstelle gegen Suchtgefahren 2013).

Die erhöhte Auftretenswahrscheinlichkeit ist bereits in der Diagnostik und natürlich in den weiter zu planenden Schritten zu beachten.

Zur diagnostischen Einschätzung der Thematiken haben sich testdiagnostische Verfahren bewährt. Diese erleichtern eine weitere Beratungs- und Behandlungsplanung. Yvonne J. Kulbartz-Klatt und Johannes Lindenmeyer (2012) empfehlen den Einsatz der Symptomcheckliste (SCL-90), den Unsicherheitsfragebogen (UFB), das Beck-Depressionsinventar (BDI) und die Multidimensionale Selbstwertskala (MSWS) speziell zur Diagnostik bei Glücksspielstörungen. Diese umfangreiche Testdurchführung scheint eher im stationären Behandlungssetting durchführbar. Für die ambulante Beratung sollte (in Rücksprache mit dem multiprofessionellen Team) eine geeignete Auswahl nach erster Falleinschätzung getroffen werden, um den Gesamtdiagnostikprozess nicht zu überfrachten.

MERKE → **Das Auftreten von komorbiden Störungen ist bei Glücksspielenden erhöht. Dadurch entstehen auch ein erhöhter diagnostischer Aufwand und die Notwendigkeit einer differenzierten Beratungs- und Behandlungsplanung. Zudem sind – je nach Ausprägung der zusätzlichen Belastung – prognostisch unterschiedliche Behandlungsverläufe zu erwarten.**

Suizidalität

Nach den Ausführungen im DSM-5 weist die Hälfte der Personen mit Störungen durch Glücksspiel Suizidgedanken auf und 17 Prozent des Personenkreises hatten bereits Suizidversuche in der Vorgeschichte hinter sich. Ein Kardinalfehler wird begangen, wenn dieser erhöhten Auftretenswahrscheinlichkeit nicht Rechnung getragen wird. Glücksspielende *sind* eine Risikogruppe für Suizidalität.

Generell wird in der Diagnostik zwischen unterschiedlichen Formen von Suizidalität unterschieden (Arbeitsgemeinschaft »Suizidalität und Psychiatrisches Krankenhaus« 2011):

- Suizidalität, die aufgrund des Vorliegens von Risikofaktoren wahrscheinlich oder möglich erscheint (Basissuizidalität),
- Suizidalität, die von anderen (etwa Mitpatienten, Angehörigen) berichtet wird oder auf die aufgrund des Verhaltens oder bestimmter Äußerungen geschlossen wird, sowie
- offensichtlich erkennbare Suizidalität, über die auch gesprochen wird.

In der Praxis zeigen sich Glücksspielende durch das gezielte Erfragen der Suizidthematik zunächst irritiert. Deshalb ist es sinnvoll, die Erfragensnotwendigkeit behutsam einzuführen und zu erklären.

Folgende Fragestellungen können bei der Exploration hilfreich sein:

- Ist die befragte Person aktuell bzw. akut suizidal?
- Gab es bei der befragten Person bereits Suizidversuche oder suizidale Krisen? Wie sahen diese konkret aus?
- Gab es in der Familie der befragten Person Suizidalität?
- Befindet sich die befragte Person aktuell in einer Trennungssituation oder hat sie belastende Trennungserfahrungen in der Vorgeschichte?

- Hat die befragte Person schwierige Migrationsbedingungen und könnte sie suizidales Verhalten als Lösung einer unlösbar erscheinenden transkulturellen Konfliktlage begreifen?
- Sofern die Person einen Suizid geplant hatte, kann sie sich jetzt davon distanzieren?
- Verleugnet die Person Suizidalität, obwohl Sie andere Vorinformationen haben?
- Sofern die befragte Person Suizidpläne hat, wie konkret sind diese? Halten Sie in der Bewertung eine Aufschiebung akuter Suizidabsichten auf später für möglich?
- Spüren Sie bei der befragten Person akuten Handlungsdruck bzw. ist die befragte Person sehr impulsiv?

Des Weiteren ist es notwendig, die Bereitschaft zur Mitarbeit und die Offenheit der Person in der beraterischen bzw. therapeutischen Beziehung einzuschätzen und eine Ressourcenabwägung vorzunehmen. Hinsichtlich des konkreten Vorgehens bei einer geäußerten oder beobachteten suizidalen Gefährdung sollten die Settingvariablen des Gesprächs, die Diagnostikvariablen und das konkrete Gefährdungspotenzial bewertet werden. Auf der Basis einer tragfähigen Beziehung sind engmaschige beraterische bzw. therapeutische Gespräche zur Abklärung der Suizidalität zu führen. Sollte es ein Beratungsteam geben, ist dieses einzubeziehen.

Ebenso sollte die betroffene Person über alle für den Schutz zu treffenden Maßnahmen so weit wie in der Situation möglich informiert werden (transparentes Vorgehen). Falls erforderlich, werden geeignete Schutzmaßnahmen zur Verhinderung der Eigengefährdung eingeleitet (akute Krisenhandlung). In der Regel liegen in psychiatrischen Institutionen Handlungsleitfäden für Suizidalität vor, die hier Anwendung finden. Es empfiehlt sich, die Maßnahmen geeignet und nachvollziehbar zu dokumentieren. Hier gilt der Grundsatz: »Je genauer, desto besser und sicherer.«

MERKE → Menschen mit einer Glücksspielthematik gehören zur Risikogruppe mit erhöhter Suizidwahrscheinlichkeit. Die Exploration dieser Thematik muss unabdingbarer Bestandteil der Diagnostik sein.

Kategorien und Verläufe
von Spielverhalten

Die Spielerkarriere(n)

Bei Menschen mit Glücksspielproblemen scheint die Tendenz der »Karriere«, alltagssprachlich ja ein positiver Begriff, eher in eine absteigende Richtung zu gehen, zumindest in aktiven Spielzeiten. Eine Beschreibung prototypischer Verläufe ist schwierig. Eine individualisierte Betrachtung des Einzelfalls oder erweitert des Einzelsystems ist auf jeden Fall notwendig. Dennoch gibt es Kategorisierungsversuche, die zu einem besseren Verständnis der Gesamtthematik »Glücksspielstörung« beitragen können.

Der erste Kategorisierungsversuch gilt dem prototypischen Verlauf der Störung:

Gewinnphase   Verlustphase   Verzweiflungsphase   ?

BEISPIEL → Der 55-jährige Herr G. kommt, veranlasst durch einen Suizidversuch seiner Ehefrau, zur Beratung und berichtet: Im Alter von 35 Jahren habe er in einer Lotterie 300.000 DM gewonnen. Dies habe ihn sehr optimistisch gemacht, und so habe er in der Folge begonnen, Poker und später Online-Poker zu spielen. Auch da habe er zu Beginn mehr Geld gewonnen als verloren. In seiner eigenen Wahrnehmung sei er »ein Glückspilz« (gewesen).

Über die Jahre habe er – durch eine Angsterkrankung der Ehefrau bedingt – nur noch gearbeitet und viel Zeit zu Hause verbracht. In dieser Zeit habe er regelmäßig Online-Poker gespielt, und zwar in der Hoffnung, das Glück sei ihm weiter gewogen. Leider habe er zunehmend verloren, was er der Ehefrau (aufgrund ihrer Ängste) verschwiegen habe, um diese nicht zu belasten. Er habe das Ausmaß des Glücksspielens, der Verluste und des Schuldenstandes sowie seine ausgeprägten Scham- und Schuldgefühle gegenüber der Ehefrau und seinen (dann erwachsenen) Kindern verschwiegen und sich zunehmend zurückgezogen. Die Ehefrau habe ihm in Finanzangelegenheiten immer vertraut.

Erst als die Bank auf die Familie zukam und sich der Schuldenstand bereits auf 90.000 Euro belaufen habe, war er gezwungen, das Thema offenzulegen. Den Beratungstermin eröffnete er mit dem Satz: »Wenn ich nur noch einmal einen hohen Gewinn machen würde, wären alle unsere Sorgen weg.«

In der Literatur wird die Gewinnphase auch mit dem Begriff »Big Win« betitelt. Die betroffenen Menschen leiten – ausgelöst durch diesen Gewinn – häufig irrationale und übersteigerte Selbstbewertungen und Größenfantasien daraus ab. Dies erhöht die Häufigkeit des Glücksspielens. Unweigerlich übersteigen beim regelmäßigen Glücksspiel die Geldverluste die Gewinne (Verlustphase). Die Personen beginnen das Ausmaß des Glücksspielens zu verheimlichen, erscheinen angespannt oder gereizt und geraten zunehmend in Geldnot. Diese versuchen sie über legale und illegale Kredite auszugleichen. Entweder die betroffene Person selbst oder aber, wie im Fallbeispiel, die Angehörigen sind zunehmend verzweifelt (Verzweiflungsphase). Zu diesem Zeitpunkt ist der weitere Verlauf offen. Einerseits besteht die Chance, dass aufgrund der zunehmenden Belastungssituation die Entscheidung zur Annahme von Hilfe getroffen wird, andererseits kann sich die Situation auch weiter verschlimmern und die Negativspirale weitergehen.

Spielertypen

Neben dem Versuch, den Verlauf einer Glücksspielstörung zu beschreiben, stellt die Typisierung einen weiteren Kategorisierungsversuch dar. Die Wissenschaftler Alex BLASZCZYNSKI und Lia NOWER (2002) unterscheiden drei unterschiedliche Typen, die einerseits bezogen auf die Psychopathologie und andererseits auf die Veränderungsmöglichkeiten (also auch auf die Behandlungsprognose) voneinander abzugrenzen sind:

Problemglücksspieler mit konditioniertem Spielverhalten: Diese Personen weisen nur eine geringe Psychopathologie auf, es liegt zumeist ein hohes Maß an Veränderungs- und Behandlungsbereitschaft vor. In Beratung und Behandlung können schon minimale Interventionen oder Beratungsangebote hilfreich und zielführend sein.

Emotional verletzliche Problemglücksspieler: In dieser Personengruppe liegt bereits vor Beginn der Glücksspielstörung eine Angststörung oder eine Depression vor. Die Betroffenen haben wenige Ressourcen in den Bereichen Problemlösung und Krisenbewältigung. Die der Glücksspielstörung zugrunde liegende Vulnerabilität ist mitzubehandeln, Veränderungen sind schwieriger zu erreichen.

Antisozial impulsive Problemglücksspieler: Bei dieser Personengruppe sind vermehrt dissoziale Persönlichkeitsmerkmale (oder -störungen), Aufmerksamkeitsdefizite sowie ein erhöhtes Maß an Impulsivität feststellbar. Die Bereitschaft, eine Beratung oder Behandlung zu beginnen, durchzuhalten und eine zielführende Veränderung zu erreichen, ist gering ausgeprägt.

BEISPIEL → Herr H., zwanzig Jahre alt, nimmt Kontakt zu einer Beratungsstelle auf. Auslöser sind der Wohnungs- und Ausbildungsstellenverlust, die Eltern haben ihn nach einem innerfamiliären Diebstahl aus der Wohnung geworfen. Seither lebt er schon mehrere Wochen bei diversen Freunden und geht nicht mehr an seinen neuen Arbeitsplatz. Von dort erhält er die Kündigung.

Der Glücksspielbeginn (Automatenspiel in Gaststätten, Spielhallen und Sportwetten) lag bei ihm im Alter von 16 Jahren, funktional zum Umgang mit Langeweile, zum Abschalten von Problemen, zur Stressbewältigung und in der Hoffnung auf den großen Gewinn und damit ein »leichtes Leben«. Bereits zu dieser Zeit fällt er durch kleinere Diebstahldelikte auf.

Ab dem 18. Lebensjahr fand eine Steigerung der Geldeinsätze und der Spielhäufigkeit statt. In der Regel wird der ganze Tagesverdienst (er jobbte in jenen Jahren) innerhalb kurzer Zeit fürs Glücksspielen eingesetzt. Er ist in einem für sein Alter hohen Maß verschuldet (9.000 Euro).

In der Beratung zeigt er sich impulsiv und wechselhaft, was sich zum einen in einem sehr ruppigen Auftreten mit dem raschen Wunsch nach Bedürfnisbefriedigung zeigt, zum anderen in einer geringen Bereitschaft, zuverlässig Termine einzuhalten bzw. zwischen den Gesprächsterminen erforderliche Aufgaben zu erledigen. Die Verantwortung für das Nichtgelingen wird in der Regel externalen Faktoren zugeschrieben. Mehrfach wird der Beratungskontakt zwischendurch abgebrochen und jeweils nach heftigen Geldverlusten wieder aufgenommen. Die Vermittlung in eine weiterführende Behandlungsmaßnahme gelingt dadurch nicht.

Durch die bei Herrn H. vorliegende Impulsivität, die dissozialen Persönlichkeitsanteile, die externale Schuldzuweisung und die stark wechselhafte Behandlungsbereitschaft ist er im Rahmen der Typologie als »antisozial impulsiver Problemglücksspieler« einzuordnen.

Ist die eben beschriebene Typologie vor allem zur Ableitung beraterischer oder therapeutischer Maßnahmen und Interventionen geeignet, bietet die folgende, von Gerhard MEYER und Meinolf BACHMANN (2005) beschriebene Typisierung eher Ansätze für die diagnostische oder anamnestische Einordnung. Diese sind eng an die Diagnosekriterien der ICD-10 angelehnt (siehe Abbildung 10).

ABBILDUNG 10   Spielertypen (nach MEYER & BACHMANN 2005)

Typ	Merkmale
»Soziale Spieler«	Dies ist zahlenmäßig die wohl größte Gruppe unter den Glücksspielenden, die Glücksspiel funktional zur Unterhaltung und Gestaltung der Freizeit nutzen. Das Spielverhalten ist kontrolliert und unauffällig.
»Professionelle Spieler«	Hier handelt es sich eher um eine kleine Gruppe unter den Glücksspielenden. Die Personen verdienen sich Teile ihres Lebensunterhalts mit dem Glücksspiel und schrecken auch nicht vor illegalem Glücksspiel zurück. In der Regel besteht ein »professionelles« Verhältnis zum Glücksspiel, das von Distanz und Kontrolle gekennzeichnet ist.
»Problemspieler«	Diese Personengruppe wird in einer Übergangsphase beschrieben. Sie ist gefährdet, dass sich die Problematik verstärkt. Es gibt erste Schuldgefühle, Vernachlässigung von Verpflichtungen und erste höhere Geldverluste.
»Pathologische Spieler«	Die Personengruppe hat schwerwiegende Probleme mit Glücksspiel und hat ihr Glücksspielverhalten nicht mehr unter Kontrolle.

Wie bereits erwähnt, sind Kategorisierungsversuche lediglich Hilfskonstruktionen, die dienlich sein können, um die Personengruppe der Glücksspielenden zu differenzieren und um Aussagen über geeignete Behandlungsmaßnahmen und deren Prognosen zu treffen. Die Beratungs- und Behandlungsperson sollte sich aber bewusst machen, dass der Einzelfall nicht einer Typisierung angepasst werden sollte. Dies wird den zu beratenden bzw. behandelnden Menschen nicht gerecht und beinhaltet die große Gefahr einer vorschnellen Be- und/oder Verurteilung.

Veränderungsprozesse beobachten

In Theorie und Praxis der Suchthilfe hat sich das von James O. PROCHASKA und Kollegen (1983) entwickelte sogenannte transtheoretische Modell zur Beschreibung, Erklärung, Vorhersage und Beeinflussung von Verhaltensänderungen bewährt. Dieses Stufenmodell eignet sich auch dazu, Veränderungen von Glücksspielverhalten schematisch zu beschreiben.

Im *Absichtslosigkeitsstadium* (»precontemplation«) haben Glücksspielende keine Absicht, ein – in der Wahrnehmung von außen – problematisches Verhalten zu verändern. Typische Aussagen für dieses Stadium können sein: »Mein Glücksspielverhalten ist so, wie es ist, in Ordnung.« Oder: »Ich sehe keine Veranlassung, mein Glücksspielverhalten zu verändern oder gar damit aufzuhören.«

Im *Absichtsbildungsstadium* (»contemplation«) haben Glücksspielende die Absicht, irgendwann das problematische Verhalten zu verändern. Hierbei sind häufig erste Folgeprobleme (Mietschulden können nicht gezahlt werden, der Monatslohn wird schnell verspielt) auslösende Bedingungen. Das klingt dann etwa so: »Ich nehme mir vor, in nächster Zeit mal weniger zu spielen.« Oder: »Ich mache mir Gedanken, mein Glücksspielverhalten zu verändern.«

Im *Vorbereitungsstadium* (»preparation«) planen Glücksspielende konkret, demnächst ihr problematisches Verhalten zu ändern, und unternehmen erste Schritte in Richtung einer Verhaltensänderung. Zum Beispiel nehmen sie erste Kontakte zum Hilfesystem auf. Sie sagen: »Ich werde vom nächsten Monat an mein Glücksspielverhalten deutlich reduzieren und seltener in die Spielhalle gehen.« Oder: »Ich habe vor, meiner Familie zuliebe nur noch einmal im Monat zum Pokern zu gehen. Damit möchte ich im nächsten Monat beginnen.« Oder auch: »Ich werde einen Termin bei einer Beratungsstelle vereinbaren.«

Im *Handlungsstadium* (»action«) wird eine Verhaltensänderung vollzogen. Die glücksspielende Person reduziert das Glücksspielverhalten oder stellt es sogar ein (zeitlich befristet oder dauerhaft). Erkennbar unter anderem an folgenden Sätzen: »Ich bin seit einer Woche – wie geplant – nicht mehr in die Spielhalle gegangen.« Oder: »Ich habe meine Kontokarte meiner Ehefrau gegeben.« Oder auch: »Ich habe den Kostenantrag für eine therapeutische Behandlung gestellt.«

Im *Aufrechterhaltungsstadium* (»maintenance«) haben Personen seit einem längeren Zeitraum das problematische Verhalten aufgegeben. Folgende Aussagen könnten getroffen werden: »Nun bin ich bereits seit einem halben Jahr spielfrei!« Oder: »Ich habe das Spielkasino seit Langem höchstens von außen gesehen.« Oder auch: »Die durch mein Glücksspielverhalten der Vergangenheit entstandenen Probleme haben sich merklich verändert.«

Durch gezielte und geeignete Informationsvermittlung und / oder beraterische bzw. therapeutische Hilfestellungen können betroffene Personen in den Veränderungsphasen unterstützt werden. ↗ **Beratungs-methoden, Seiten 87 ff.**

Ursprünglich nicht für Veränderungsprozesse bei Glücksspielenden erforscht und entwickelt und auch nicht in diesem Kontext wissenschaftlich belegt, könnte das Modell der emotionalen Reaktion auf Veränderungsprozesse von Richard K. STREICH (2013) dennoch hilfreich sein, um die gefühlsmäßigen Entwicklungen bei Glücksspielenden näher zu beschreiben. Sobald sich diese Personen dem möglichen Ausmaß der Folgeprobleme bewusst werden, kann es zu Beginn erst einmal zu einer Art Schockzustand kommen. Die Personen haben engen Zugang zu Gefühlen wie (Existenz-)Angst, die sich über eine gewisse Handlungsunfähigkeit zeigen. Es kann auch sein, dass es zu einer ablehnenden Reaktion kommt (»Das stimmt so alles gar nicht« – »Meine Partnerin übertreibt maßlos«).

Im nächsten Schritt erfolgt zunächst die rationale Erkenntnis (»Die Problematik ist vielleicht tatsächlich so ausgeprägt«) und erst im weiteren Schritt das emotionale Annehmen der Situation (»Ich finde mich damit ab und möchte mich verändern«). Erste Lern- und Veränderungsschritte werden nun unternommen (»Wenn ich gerade schlecht gelaunt bin, versuche ich nicht, wie in der Vergangenheit, in die Spielothek zu gehen, sondern mit meinem Freund zu telefonieren«). Nach einer Zeit der Spielfreiheit und der Umsetzung der überlegten Änderungsschritte erfolgt die Selbsterkenntnis, dass die Umstellung des Verhaltens funktioniert (»Durch den Besuch der Selbsthilfegruppe habe ich mich deutlich stabilisiert«), und die Verhaltensänderung wird selbstverständlicher und normal (Integration).

In vielen Fachbüchern werden in den Verlaufsmodellen auch die Rückfälle mit aufgenommen, um diese als Teil der Problematik und als vorkommende Symptomatik aufzugreifen.

MERKE → Einzelne Phasen im Veränderungsprozess genau zu beobachten ist für Behandler hilfreich, um zu gegebener Zeit angemessene Interventionen vorzunehmen. So entwickelt der Betroffene Vertrauen, fühlt sich verstanden und wird nicht überfordert.

Abweichung von Veränderungszielen – Rückfälle

Der Begriff des Rückfalls ist in der Suchtforschung eng verbunden mit der Zielsetzung der dauerhaften Abstinenz. »Abstinenz« bedeutet nach Jörg PETRY (1996) das erneute Auftreten des Suchtverhaltens nach einer selbst gewählten Abstinenzperiode. Die Ergebnisse der Rückfallforschung im Bereich Störungen durch Glücksspiel weisen auf eine hohe Rückfallquote vor allem in den ersten Wochen und Monaten der gewählten Abstinenz hin. Die Zahl der Rückfälligen ist dabei ähnlich hoch wie die Zahl der Menschen, die abstinent bleiben können.

Rückfälle sind deshalb bei abstinenzorientierten Beratungs- und Behandlungsangeboten Anlass zu erneuter Reflexion über die emotionalen, kognitiven und situativen Auslösebedingungen. Sie führen in der Praxis oftmals zur Wiederaufnahme eines Auseinandersetzungsprozesses. In der Rückfallprävention haben sich diverse Methoden als hilfreich erwiesen:

Analyse des Rückfallgeschehens: Hierbei wird das Rückfallgeschehen in einer Zeitachse (vorher – während – nach) dem Glücksspielrückfall unter der Bewertung der situativen, kognitiven, emotionalen und körperlichen Geschehnisse betrachtet und hinsichtlich der möglichen Konsequenzen (positiv, negativ) bewertet. Hilfreiche Fragen sind:

- »Würden Sie mir bitte den Ablauf vor, während und nach der konkreten Rückfallsituation beschreiben?«
- »Wie war die Situation vor dem erneuten Glücksspielen, was haben Sie gedacht, was gefühlt, wie ging es Ihnen körperlich?«
- »Würden Sie bitte die konkrete Spielsituation nach den Kriterien Umgebung, Ihre Gedanken, Ihre Gefühle, Ihr Körperempfinden beschreiben?«
- »Welche Probleme und Konsequenzen sind dann im Anschluss aufgetreten?«

Identifikation der Rückfallrisikosituationen: Im Kontext einer Rückfälligkeit sind individuelle Bedingungen zu berücksichtigen. Dennoch ist es möglich, Kategorien von häufigen Auslöse- oder Risikosituationen zu identifizieren. Diese sind unter anderem:

- Konflikte (innerlich/äußerlich),
- unangenehme Gefühlszustände (Trauer, Angst, Ärger etc.),
- Aufforderung anderer, an Glücksspielen teilzunehmen,
- angenehme Gefühlszustände (Überschwänglichkeit, Freude, Geselligkeit etc.),
- körperliche Beschwerden (Schmerzzustände etc.),
- scheinbar plötzlich oder zufällig auftretender Spieldruck (Craving),
- unerwartet zur Verfügung stehendes Geld,
- Enthemmung durch stoffgebundene Substanzen (wie etwa Alkohol oder Kokain).

Identifikation und Veränderung von kognitiven Verzerrungen: Wie bereits dargestellt, unterliegen Menschen mit Glücksspielstörungen oftmals kognitiven Verzerrungen. Beispiele dafür sind im Kapitel »Bedingungen und Mechanismen zur Entstehung und Aufrechterhaltung von Glücksspielverhalten« ausführlicher beschrieben. Kognitive Irrtümer, wie Kontrollillusionen, Heuristiken oder Diskontierungsverhalten, gilt es zu identifizieren, dem Glücksspieler nachvollziehbar als Problem zu vermitteln und sinnvoll zu modifizieren.

Gefühlsregulation: Hierbei wird versucht, mit der betroffenen Person die individuelle Funktion des Glücksspielens (hier konkret bezogen auf die Rückfallsituation) zu erarbeiten. Durch Glücksspielverhalten vermiedene oder überlagerte Gefühle sollen von den betroffenen Personen identifiziert und benannt werden. Dies fällt vor allem den männlichen Betroffenen zumeist schwer. Als hilfreich erweist es sich, bestimmte Gefühle vorzugeben und dazu mögliche Situationen erarbeiten zu lassen.

BEISPIEL → Herr I. befindet sich in einer nachstationären Behandlung. Nach einer Phase der Abstinenz ist er seit kurzer Zeit rückfällig mit Automatenspiel. Er beschreibt in der Analyse des Rückfallgeschehens, dass er im Vorfeld mit seiner Partnerin gestritten hatte. Auf die Frage, wie er sich gefühlt habe, antwortet er: »Schlecht, aber so genau kann ich das nicht beschreiben.« Herrn I. wird nun eine Auswahl an Gefühlszuständen angeboten: Traurigkeit, Ärger, Scham, Schuldgefühl, Enttäuschung, Angst, Unsicherheit. Er antwortet schließlich: »Ja, am ehesten war es der Ärger über ihren Vorwurf, ich würde mich nicht ausreichend um die Schuldenregulierung bemühen.«

Notfallpläne: Zur Verhinderung von Rückfällen in Risikosituationen können sogenannte Notfallpläne (in der Psychologie auch als »Wenn-dann-Pläne« bezeichnet) eingesetzt werden. Diese beinhalten klare Handlungsanweisungen, kombiniert mit erarbeiteten Motiven, um glücksspielfrei zu bleiben. Hier einige Beispielsätze:

- »Ich bleibe spielfrei!«
- »Ich nehme Kontakt (telefonisch, medial, persönlich) auf, und zwar zu ...«

- »Ich wähle eine andere Tätigkeit, um mich abzulenken, und zwar …«
- »Meine Gründe, spielfrei zu bleiben, sind …«

Selbstkontrollprogramme: Neben der Umsetzung des Abstinenzziels werden zunehmend auch andere Ziele bezüglich des Glücksspielverhaltens diskutiert und erprobt. In sogenannten Selbstkontrollprogrammen geht es nicht automatisch um die Erreichung des
Abstinenzziels, sondern um die Planung und Umsetzung von Re-
duktions- und/oder Veränderungszielen. In diesem Kontext spricht
man dann auch weniger von »Rückfälligkeit«, sondern von »Abweichungen« hinsichtlich geplanter Veränderungsziele und den dazu
formulierten Veränderungsplänen. ↗ Veränderungsabsicht, Seite 45f.
Bezogen auf die stoffgebundenen Substanzgebrauchsstörungen gibt
es bereits jetzt wissenschaftliche Erkenntnisse über die Wirksamkeit
von Selbstkontrolltrainings. Das in diesem Zusammenhang am häu-
figsten genannte und durchgeführte Programm ist das des kontrollierten Trinkens. In seinem Übersichtsartikel von 2015 beschreibt
Joachim KÖRKEL, dass das Programm »kurz- und langfristig wirksam zur Reduktion des Alkoholkonsums und alkoholassoziierter
Probleme« sei. Zudem gebe es Effekte im Übergang zur Abstinenz.
Wichtig ist hierbei die Zielentscheidung für das Programm und
eine Zuversicht hinsichtlich der Realisierbarkeit. In Bezug auf eine
Veränderung des Glücksspielverhaltens stehen die Entwicklung und
die Evaluation dieser Programme noch am Anfang (auch dazu mehr
im Kapitel zu hilfreichen Beratungsmethoden).

Achtsamkeitsbasierte Rückfallprävention: »Achtsamkeit« bedeutet,
auf eine gewisse Art und Weise aufmerksam zu sein: absichtsvoll, im
gegenwärtigen Moment lebend und möglichst wertfrei. Achtsamkeitsbasierte Ansätze werden zunehmend in der Psychotherapie und
speziell für den Bereich der Rückfallprophylaxe bei Suchtbehand-
lungen eingesetzt. Forschungen zur Wirksamkeit bei Glücksspielstörungen stehen aber noch aus. Aufgrund des im Ansatz implizit
geäußerten Zieles, sich in möglichen Rückfallsituationen »more

skillfull« (also geschickt, umsichtig, achtsam) zu zeigen, scheint ein hilfreicher Einsatz auch in diesem Kontext möglich und sinnvoll.

Das sogenannte MBRP-Programm (»mindfulness-based relapse prevention for addictive behaviors«) umfasst insgesamt acht Sitzungen, die dem Erlernen und der Anwendung dieser aus den buddhistischen Grundannahmen entlehnten Methodik dienen (BOWEN u. a. 2012). Die Sitzungen sind im Einzelnen überschrieben mit: Autopilot und Rückfall (1), Achtsame Wahrnehmung von Auslösern und Suchtmittelverlangen (2), Achtsamkeit im Alltag (3), Achtsamkeit in Rückfallsituationen (4), Akzeptanz und bewusstes Verhalten (5), Ein Gedanke ist ein Gedanke ist ein Gedanke (6), Selbstfürsorge und ausgewogener Lebensstil (7), Soziale Unterstützung und weiteres Üben (8).

Eine sehr einfach anzuwendende Methode ist das »Nüchtern-Atmen« (SOBER-breathing; KREH & LEVAS 2015), bei welchem der sogenannte Autopilot (das Alltagsverhalten) dadurch unterbrochen wird, dass die Person innehält, den Körper achtsam beobachtet und die Aufmerksamkeit bewusst auf die Atmung lenkt. Nach einer erneuten Erweiterung der Wahrnehmung auf den ganzen Körper und der momentanen Situation macht sich die anwendende Person klar, dass sie bewusst auf die Situation reagieren kann.

MERKE → Abweichungen von Veränderungszielen (»Rückfälle«) sind in Veränderungsprozessen wahrscheinlich und können mit geeigneten Methoden bearbeitet werden.

Hilfreiche Beratungsmethoden

Um glücksspielgestörte Personen beraten zu können, ist es sinnvoll, sich als Beratungsperson ein geeignetes Methodenwissen anzueignen. Wissenschaftlich weitgehend belegt und in der Praxis bewährt haben sich vor allem die nun skizzierten Erklärungs- und Beratungsansätze des Rubikon-Modells, der Motivierenden Beratung, der Psychoedukation und des Selbstmanagements. Beratung bzw. die angewandten therapeutischen Interventionen können sowohl individualisiert als auch manualisiert eingesetzt werden und orientieren sich an ausgearbeiteten Zielabsprachen.

Vom Bedürfnis zur Handlung

Spätestens seit den Achtzigerjahren des 20. Jahrhunderts beschäftigen sich Sozialwissenschaftler mit der Frage, wie man auf dem Weg von einem Bedürfnis zur Veränderung (hier des gestörten Glücksspielverhaltens) zur letztendlichen Umsetzung einer die Veränderung herbeiführenden Handlung kommt. Heinz HECKHAUSEN und Peter M. GOLLWITZER (1987) haben mit dem sogenannten Rubikon-Modell diesen Weg anschaulich in vier Phasen unterteilt.

In der Abwägephase, die auch prädezisionale Phase genannt wird, wählt die Person bedürfnisgeleitet und situativ aus einer Zahl an bestehenden Wünschen diejenigen aus, die sie verfolgen möchte, und grenzt diese in der Folge anhand möglicher zeitlicher oder persönlicher Ressourcen auf eine verwirklichbare Anzahl ein. Diese selbst bestimmte Zielintention beinhaltet diverse psychische Prozesse wie Erwartung und Wert, Selbstmotivation, Entscheidungsfolgen und andere. Die letztendliche (auch kurzfristige) Festlegung eines Zieles nennt Heckhausen (ebd.) dann den Schritt über den Rubikon (historisch orientiert an der Rubikon-Überschreitung von Gaius Julius Caesar im Jahre 49 v. Chr.). Dieser Rubikon-Schritt wird als real entscheidender Bestandteil jeder Willensbildung erachtet.

In der anschließenden Phase des Planens (präaktionale Phase) geht es nicht mehr um die Frage des Motivs, sondern um die Planung der bewussten und willentlichen Umsetzung (Volition) des ausgewählten Ziels. Hierzu sind eine konkrete Zielinitiierung und eine spezifizierte Implementierungsintention erforderlich. Oftmals stehen allerdings verschiedene Zielintentionen in Konkurrenz zueinander. Anhand des Modells setzt sich diejenige Zielintention durch, die die größte sogenannte Fiat-Tendenz (fiat = es möge geschehen) aufweist.

Es folgt die Phase des Handelns, in der das eigene Handeln ausdauernd auf das Veränderungsziel ausgerichtet und flexibel an Umstände und Handlungsschwierigkeiten angepasst wird. Entscheidend für die Wahrscheinlichkeit und Geschwindigkeit einer Umsetzung ist hierbei die Volitionsstärke.

Anhand des Grades der Zielerreichung folgt als nächste Phase die Phase des Bewertens (postaktionale Phase). Es wird beurteilt, ob die Handlungsumsetzung ein Erfolg war, ob die eingesetzte Methodik zielführend oder verbesserungswürdig war und welche Ursachen dazu führten (Kausalattribution).

Für das Verständnis darüber, warum manche glücksspielgestörte Personen sich scheinbar relativ einfach verändern und manche auf den ersten Blick keine Veränderung ihrer Problematik hinbekommen, kann es sehr hilfreich sein, das Rubikon-Modell zu kennen und als Erklärungsmodell im Beratungskontext verfügbar zu machen.

Die praktische Erfahrung zeigt, dass die Schritte zwischen der Bewusstwerdung eines Problems (»Ich habe ein Problem mit dem Glücksspielen«) zur Bildung eines Veränderungsbedürfnisses (»Ich leide unter den Folgen des Glücksspielens«) und der konkreten Handlung mit Zielplanung (»Ich höre auf zu spielen und betrete kein Sportwettbüro mehr«) die Betroffenen sinnvolle und zielgerichtete Unterstützung benötigen. Diese kann unter anderem mit geeigneten Gesprächsführungsmethoden, wie im Folgenden dargestellt, gegeben werden.

Motivierende Beratung

In der Beratungsarbeit zur Veränderung von Suchterkrankungen hat sich in den letzten Jahren der methodische Ansatz der Motivierenden Gesprächsführung (»Motivational Interviewing«, MI) als hilfreich und effektiv erwiesen. Dieses von William R. MILLER und Stephen ROLLNICK (2015) entwickelte Konzept verfolgt im Wesentlichen zwei Zielsetzungen, die bezogen auf Glücksspielverhalten folgendermaßen lauten können:

- Förderung der Änderungsmotivation bezüglich gestörtem Glücksspielverhalten und
- Festigung von Veränderungszielen, des Weges und des konkreten Plans der Veränderung.

Respekt und Achtung für den glücksspielenden, Hilfe suchenden Menschen, Anteilnahme sowie die Wahrung seiner Autonomie stellen die beraterische oder therapeutische Grundhaltung (der »Geist des MI«) in diesem Beratungsansatz dar. Möglichkeiten der Einflussnahme (Interventionsprinzipien) sind hierbei Empathie, das Entwickeln von Diskrepanzen zwischen dem ungünstigen Ausgangsverhalten und einem günstigen Zielverhalten, der geschmeidige Umgang mit Widerständen und der Aufbau von Änderungszuversicht.

Das Konzept wurde anhand diverser Studien auf dessen Wirkmechanismen hin untersucht. So wird Veränderung anhand eines aufeinander aufbauenden Kausalprinzips erreicht (siehe Abbildung 11).

ABBILDUNG 11   Kausalprinzip in der motivierenden Gesprächsführung

Motivational Interviewing	konsistentes Therapeutenver- halten – Autono- mie des Gesprächs- partners wahrend, partnerschaftlich, entlockend, Anteil nehmend	Change Talk – Förderung von Veränderungs- äußerungen	Commitment Talk – Förderung von Zuversicht im Veränderungs- prozess	Veränderung

Eine umfassende Darstellung aller Methoden des MI würde den Rahmen des Buches sprengen. Deshalb möchte ich eine Auswahl an Methoden, die sich für den Einsatz in der Beratung bei Glücks- spielenden besonders eignen, vornehmen.

Das sogenannte Ambivalenz-Modell (oder auch 4-Felder-Entschei- dungsmatrix) stellt eine spezielle Methodik zur Darstellung der inneren Zwiespältigkeit bezüglich einer Veränderung dar. Es werden hierbei verschiedene »Nutzen« und »Kosten« gegenübergestellt (Abbildung 12):

ABBILDUNG 12   4-Felder-Entscheidungsmatrix Glücksspiel

Nutzen einer Veränderung	Nutzen der Beibehaltung des Glücksspiel- verhaltens
»Ich kann wieder regelmäßig meine Miete zahlen.« »Ich habe weniger Streit in der Partner- schaft.«	»Ich kann beim Glücksspielen optimal von Stress abschalten.« »Ich treffe regelmäßig meine Freunde in der Spielhalle.«

Kosten der Beibehaltung des Glücksspiel- verhaltens	Kosten einer Veränderung
»Ich gebe regelmäßig nicht frei verfügbares Geld für das Glücksspielen aus.« »Ich habe zunehmend Schuldgefühle.«	»Ich muss mir eine andere Möglichkeit suchen, mit meinen inneren Anspannun- gen umzugehen.« »Der Weg der Entschuldung ist langwierig und aufwendig.«

Es bietet sich an, die Erfassung der verschiedenen Felder mit den Betroffenen gemeinsam zu erstellen, und zwar sowohl im Gruppen- als auch im Einzelsetting. Dabei lässt sich beobachten, dass sich bei ambivalenten Glücksspielern beide Seiten etwa die Waage halten, weshalb in der Fachliteratur des Öfteren die Bezeichnungen Waage- oder Wippemodell gebraucht werden.

Methoden zur Förderung von Veränderungsäußerungen

Ähnlich wie bei anderen suchtbezogenen Störungsbildern ist es in der Arbeit mit Glücksspielern die Kunst der Fachpersonen, im Rahmen der Gesprächsführung Veränderungen bzw. Veränderungs- äußerungen zu unterstützen oder hervorzurufen. Dazu haben sich im Rahmen der Motivierenden Gesprächsführung diverse Methoden als hilfreich erwiesen.

Wichtigkeitsrating: Ratingskalen eignen sich besonders, um an verschiedenen Punkten des Beratungsprozesses Änderungsverläu- fe abzubilden. Eingesetzt werden Skalen von 1 bis 10 oder auch Prozentränge (0 – 100 Prozent), teilweise auch Schulnotensysteme (1 – 6). Fragen können sein:

- » Wie wichtig ist Ihnen aktuell die Veränderung Ihres Glücksspiel- verhaltens auf einer Skala von 1 (nicht wichtig) bis 10 (sehr wich- tig)? Was müsste geschehen, damit sich der Punktwert erhöht?«
- » Bewerten Sie bitte Ihre aktuelle finanzielle Situation nach dem Schulnotensystem. Was sollten Sie angehen, damit Sie sich eine bessere Schulnote geben könnten?«

Rückschau halten: Hierbei werden Zeiten oder Lebensphasen be- sprochen, in denen das gestörte Glücksspielverhalten noch nicht aufgetreten ist. Was hat die betroffene Person in diesen Zeiten anders gemacht? Geeignete Fragen in der Praxis:

- »Wenn Sie an die Zeit vor Ihrem Glücksspielverhalten zurückdenken, was haben Sie da anders gemacht?«
- »Sie haben mir erzählt, dass Sie bis vor drei Jahren regelmäßig ins Fitnessstudio gegangen sind. Was müssten Sie an Ihrer Alltagsgestaltung ändern, um daran wieder anzuknüpfen?«

Zukunftsgerichtete Vorstellungsübungen: David C. HODGINS und Katherine M. DISKIN (2010) berichten, dass sie beim Einsatz von MI im Bereich des Glücksspielens die Hilfe suchenden Menschen darüber berichten ließen, wie diese sich ihr Leben in 5 – 10 Jahren vorstellen. Sie stellten folgende zwei Optionen dar:

- »Wenn Sie sich dafür entscheiden würden, nichts an Ihrem Spielen zu ändern, was meinen Sie, wie Ihr Leben in fünf oder zehn Jahren aussähe?«
- »Wenn Sie beschlössen, einige Änderungen an Ihrem Spielverhalten vorzunehmen, was meinen Sie, wie Ihr Leben in fünf oder zehn Jahren aussähe?«

Neben der Äußerung von Veränderungs- **Änderungszuversicht** ⤸
wünschen stellt die Herstellung einer Veränderungszuversicht beim betroffenen Glücksspieler einen wesentlichen Schritt im Hinblick auf eine Änderung dar. Selbstwirksamkeit ist eine der wesentlichen Grundbedingungen hinsichtlich einer stabilen Veränderung. Die folgenden Methoden helfen der beratenden oder behandelnden Person, diese Selbstwirksamkeit und Änderungszuversicht zu fördern:

Ansprechen persönlicher Stärken: Die Erörterung persönlicher Stärken dient dazu, die Selbstwirksamkeit der betroffenen Person zu erhöhen und abzuleiten, was eine geeignete Unterstützung darstellen könnte. Praxisfragen:

- »Welche persönliche Stärken haben Sie? Wie können diese Sie darin unterstützen, spielfrei zu werden? Gibt es weitere Unterstützungsmöglichkeiten, die hilfreich sein könnten?«

- »Sie haben mir erzählt, dass es eine Ihrer Stärken ist, gut schreiben zu können. Wie könnte diese Fähigkeit bei der Veränderung der Folgeprobleme des Glücksspielens hilfreich sein?«

Evokative Fragen: Diese können dazu beitragen, selbstmotivierende Aussagen hervorzurufen:

- »Was könnte Sie zuversichtlich machen, Ihre Schulden wieder zu regulieren?«
- »Was stimmt Sie optimistisch, die anstehende Behandlung schaffen zu können?«

Empfehlungen geben: Ratschläge geben ist im MI im Gegensatz zu anderen Beratungsansätzen durchaus eine gewünschte Vorgehensweise. Beachtet werden sollte hierbei, diese Empfehlungen gezielt mit Informationen zu verknüpfen. Fragebeispiele sind:

- »Eine Vielzahl von glücksspielenden Menschen entscheiden sich in Ihrer Situation für eine weiterführende Behandlung. Diese würde in Ihrem Fall von der Rentenversicherung finanziert werden.«
- »Ich würde Ihnen ein Erstgespräch bei der Schuldnerberatungsstelle empfehlen. Sie können unter folgender Telefonnummer einen Termin vereinbaren. Möchten Sie das?«

Die angewandten Methoden sollen der entsprechenden Phase oder dem Prozess angepasst werden und dienen nicht ausschließlich dazu, ein flüssiges Gespräch zu führen, sondern um gezielt Veränderungsmotivation freizusetzen (KÖRKEL 2012).

Motivierende Gesprächsführung wird in der Praxis selten in Reinform angeboten, sondern kombiniert mit anderen Gesprächsführungsverfahren oder verhaltenstherapeutischen Interventionen. Zunehmend im Fokus ist hierbei auch der ergänzende Einsatz von digitalisierten Selbsthilfemanualen.

Die Bedeutung von Informationsvermittlung – Psychoedukation

Seit den Achtzigerjahren ist der Begriff der Psychoedukation gebräuchlich. Erstmals verwendet wurde er von Carol M. ANDERSON und Kollegen (1980) im Kontext der Behandlung von Menschen mit schizophrenen Psychosen.

Psychoedukation dient bei der Beratung und Behandlung von Glücksspielern dazu, systematisch Wissen zu vermitteln, das sich auf psychische gesundheits- und störungsrelevante Informationen und Kompetenzen bezieht. Die in der Psychoedukation bei Glücksspielstörungen eingesetzten Manuale sind dabei weitestgehend wissenschaftlich belegt oder, um den Fachbegriff zu gebrauchen, »evidenzbasiert«.

Zu Beginn und im Verlauf wird mit Psychoedukation eine Verbesserung des Verständnisses der Glücksspielstörung und deren Behandlungsmöglichkeiten angestrebt. Vor dem Abschluss einer Beratung oder Behandlung kann sie hilfreich sein, um die Integration von neu erlernten Verhaltensweisen in den Alltag sicherzustellen, und zwar im Sinne der Nachsorgeplanung bzw. der Sicherung der Nachhaltigkeit der erreichten Ergebnisse.

Bezogen auf eine Vielzahl von (nicht nur psychiatrischen) Krankheitsbildern liegen wissenschaftliche Ergebnisse vor, die belegen, dass:

- Rückfallwahrscheinlichkeiten reduziert auftreten,
- sich die Phasen zwischen Verhaltensrückfällen verlängern,
- weniger stationäre Behandlungsaufenthalte notwendig werden,
- sich das soziale Funktionsniveau (Fähigkeiten, Fertigkeiten) erhöht und
- dadurch das subjektive Wohlbefinden der psychoedukativ betreuten Personen steigt (RABOVSKY & STOPPE 2009).

Diese Wirkfaktoren sind bei der Behandlung von Personen mit Glücksspielstörungen anzunehmen. Gängige Behandlungsstandards für Glücksspieler beinhalten eine Vielzahl psychoedukativer Elemente oder sind gänzlich psychoedukativ konzipiert.

Für den Einsatz bei glücksspielgestörten Personen und deren Angehörigen sind aktuell zumeist für das Gruppensetting konzipierte Behandlungsmanuale »auf dem Markt«.

Die Manuale beinhalten in der Regel:

- Informationen zum Störungsbild,
- verständliche Erklärungsansätze über die Entstehungsbedingungen der Glücksspielstörung (Krankheitsmodell),
- Informationen über Beratungs- und Behandlungsmöglichkeiten, Unterstützung und Selbsthilfe,
- Übungen und Trainings im Umgang mit den Störungssymptomen und zu geeigneten Kommunikationsstrategien,
- Erfolgssicherung, Rückfallvorbeugemaßnahmen und Krisenpläne.

Ein geeignetes Manual für die Psychoedukation im Rahmen einer (vortherapeutischen) Orientierungsgruppe zum pathologischen Glücksspielverhalten wird in der bereits erwähnten Materialsammlung der Brandenburgischen Landesstelle für Suchtfragen vorgestellt (KULBARTZ-KLATT & LINDENMEYER 2012). Abbildung 13 zeigt die Überschriften der auch einzeln anwendbaren Bausteine.

ABBILDUNG 13   Programm für eine Orientierungsgruppe zum pathologischen Glücksspiel

1. Geschichte des Glücksspiels ... die Kugel rollt?! Ein Überblick über ausgewählte historische Ereignisse im Zusammenhang mit Glücksspielverhalten

2. Einstimmung – Aufgabe, anhand von gezielten Fragestellungen zum Glücksspiel eine Regierung beim Entwurf neuer Gesetze zu beraten

3. Spiel und Glücksspiel ... der feine, aber kleine Unterschied

4. Zufall ... schwierig für uns zu begreifen!

5. Erwartungen, Aberglauben oder doch Hoffnung?

6. Anreize von Glücksspielen ... warum sind manche Glücksspiele gefährlicher?

7. Die letzten vier Wochen – Übung zur Erfassung der getätigten Glücksspiele, des Geld-einsatzes, der Verluste und der beruflichen Fehltage

8. Wie kam ich zum Glücksspiel? ... Familie – eine Reise zu den Erfahrungen mit Glücksspiel im Lebenslauf

9. Zum ersten Mal am Glücksspielen teilgenommen – Beschreibung der Situation, der Gefühle, der Gedanken und des konkreten Verhaltens in dem Kontext

10. Wie ging es mit meinem Glücksspielen weiter? – Erfassung der Veränderungen im Verlauf der »Glücksspielkarriere«

11. Glücksspiel und die Gedanken dazu – eine Besonderheit! Bearbeitung der kognitiven Verzerrungen glücksspielender Personen

12. Welche Folgen / Auswirkungen hatte mein Glücksspielverhalten zuletzt? – Eine Unterscheidung von körperlichen, sozialen und psychischen Folgen

13. Genuss / Gewöhnung – »Exzessives / Pathologisches Glücksspielverhalten«? – Unterschei-dung der Kriterienmerkmale

14. Meine persönlichen Gründe, mit dem Glücksspiel aufzuhören

15. Mein Behandlungsplan

Wieder das Steuer in die Hand nehmen – Selbststeuerung und Selbstkontrolle

»Im Alltag sind viele Gewohnheiten automatisiert. Selbstregulation setzt dann ein, wenn entweder eine fortlaufende Aktivität unterbrochen wird oder wenn durch ein Verhalten bestimmte Ziele nicht zu erreichen sind«, schreiben Frederik H. KANFER und Kollegen (2000, S. 33 f.). Eine Selbstregulation kann grob in drei Phasen aufgeteilt werden: Selbstbeobachtung, Selbstbewertung, Selbstkonsequenz.

Die Aufmerksamkeit wird auf das aktuelle **Selbstbeobachtung** Verhalten gelenkt, genauer und konkreter als sonst wird eine Verhaltenskette von der Auslösesituation über das konkrete Verhalten in der Situation bis zur Konsequenz im Anschluss beobachtet und analysiert. In der Verhaltenstherapie werden zur Selbstbeobachtung verschiedene Instrumente wie Beobachtungsbögen oder die sogenannte Verhaltensanalyse eingesetzt.

Letztere wird auch »funktionale Bedingungsanalyse« genannt und stellt einen klassischen Bestandteil der Verhaltenstherapie und eine wichtige Voraussetzung für die Planung geeigneter Interventionen dar. Die Verhaltensanalyse umfasst hierbei die differenzierte Erhebung und Beschreibung von möglichst konkreten Bedingungen und Faktoren, die zur Entstehung und Aufrechterhaltung von Symptomen (also hier des Glücksspielverhaltens) geführt haben.

Verwendet wird hierbei häufig das sogenannte SORKC-Modell, das sich gut auch auf die Glücksspielsituation beziehen lässt.

S steht für Stimulus: Der Stimulus erfasst die das Verhalten auslösenden Bedingungen (Reizsituation). Es stellt sich die Frage, auf welche Reizbedingung hin das Glücksspielverhalten zustande kommt. Viele Glücksspielende bezeichnen zum Beispiel den Eingang des eigenen Gehalts auf das Konto als äußeren auslösenden Reiz oder aber den Wunsch, im Glücksspiel verlorenes Geld schnellstmöglich wieder zurückzuholen, als inneren auslösenden Reiz. Stimuli lassen sich hierbei gut in situativ, kognitiv, emotional und körperlich unterscheiden.

O steht für Organismusvariable: Sie ist ein Synonym für die individuellen biologischen und lerngeschichtlichen Ausgangsbedingungen und Charakteristika der Person in Bezug auf den genannten Stimulus. Beispiel können sein: Geschlecht, Alter, Sozialisationsbedingungen, Intelligenz.

R steht für Reaktion: Gemeint ist hier die Reaktion auf den Stimulus nach der Verarbeitung durch den Organismus auf kognitiver, motorischer, vegetativer und affektiver Ebene. Bezogen auf das Glücksspiel kann das der Gang in eine Spielhalle sein oder das Aufrufen einer Online-Poker-Seite im Internet.

K steht für Kontingenz: Der Begriff bezeichnet die Regelmäßigkeit des Auftretens der Konsequenz nach der Reaktion. Es handelt sich hierbei quasi um eine Wenn-dann-Beziehung zwischen der gezeigten Reaktion und der folgenden Konsequenz. Ein mögliches Beispiel: Je häufiger ich den Gang in die Spielhalle trotz gegenteiligem Vorsatz wähle, desto größer ist die Wahrscheinlichkeit einer anschließenden Niedergeschlagenheit.

C steht für Konsequenz (»consequence«): Hiermit wird die Frage nach der Folge des gezeigten Glücksspielverhaltens gestellt. Die Konsequenz wirkt funktional entweder als Belohnung (etwa durch den Gewinn) oder als Bestrafung (das schlechte Gewissen nach einer durchspielten Nacht o. Ä.).

Das gezeigte Verhalten wird mit bestimmten **Selbstbewertung** ⤳ Standards verglichen, zum Beispiel mit anderen glücksspielenden Personen oder auch mit Freunden, die keinen Bezug zum Glücksspielen haben. Hinsichtlich der Bewertungsschemata bei glücksspielenden Personen wird hier nochmals auf die bereits beschriebenen kognitiven Irrtümer verwiesen, denen Glücksspielende unterliegen können. ⤳ **Kognitive Irrtümer, Seiten 52, 81 f.**

Das Glücksspielverhalten wird durch verschiedene Ursachenzuschreibungen verstärkt, abgeschwächt oder ganz gelassen.

Bedeutsam in diesen drei Phasen der Selbstregulation sind Zuschreibungsprozesse (Attributionen). Die Person muss von der Beeinflussbarkeit einer Situation überzeugt sein (Selbstwirksamkeit), denn Attribuierungen auf unveränderbare Faktoren (»Das habe ich so geerbt«) verhindern Veränderungsversuche.

Selbstkontrolle stellt einen Spezialfall von Selbstregulation dar. Um von Selbstkontrolle zu sprechen, müssen die Verhaltensoptionen im Konflikt zueinander stehen. Zum Beispiel stellt der Verzicht auf das Glücksspiel für eine Person mit gestörtem Spielverhalten in einer bestehenden Versuchungssituation einen Konflikt dar, den eine nicht glücksspielende Person so nicht erlebt (und deshalb auch nicht kontrollieren muss).

Zu den klassischen Selbstkontrolltechniken werden unter anderem die Selbstbeobachtung, die Stimuluskontrolle (Kontrolle der Auslöser), die Selbstbestrafung (des unerwünschten Verhaltens), die Selbstbelohnung bei erreichtem Zielverhalten und die sogenannte Gedankenstoppmethode (in Risikosituationen) gezählt.

Ausgehend von den Programmen zum kontrollierten Trinken haben sich in der Beratung und Behandlung von suchtbezogenen Störungsbildern in den letzten Jahren verschiedene Selbstkontrollprogramme etabliert. Eines davon ist das vom Caritasverband der Diözese Osnabrück (2011) entwickelte Selbstkontrolltraining (SKOLL), welches suchtstörungsübergreifend zur Verbesserung der Selbstkontrolle beitragen kann. Daraus zwei gelungene Praxismethoden.

Zur Stimuluskontrolle ist im Modul 4 ein hilfreiches Beispiel, genannt SKOLL-Dokucard, enthalten. Diese vom Drogenverein Mannheim entwickelte Methode ist im Visitenkartenformat gestaltet und ermöglicht quasi in jeder Risikosituation die Erfassung der Situation, der Gefühlslage (»Ich fühlte mich ...«), der Kognitionen

(»Ich dachte, ...«) und bewertet dann, ob ein Glücksspielverhalten stattgefunden hat oder nicht (Ja/Nein) und ob es eine Verhaltensalternative geben kann.

Im Modul 8 (Techniken im Umgang mit Verlangen) werden diverse Verhaltensmöglichkeiten vorgestellt, die helfen, sogenannte »Craving«-Phasen (Verlangen nach Glücksspielverhalten) zu überstehen:

- Alternativen suchen (etwas aktiv unternehmen, Sport, mit jemandem über das Gefühl des Verlangens sprechen etc.);
- Gefühlssurfen (das Verlangen so lange aushalten, bis es vorüber ist; anstatt sich dem Gefühl entgegenzustellen, wird empfohlen, das Gefühl anzunehmen und zu warten, bis es wieder vorübergeht);
- anders denken (anstelle der Gedanken, dass dem Verlangen nicht widerstanden werden kann, werden unterstützende Gedanken geübt: »Das Verlangen geht von selbst vorüber«);
- Mindsurfen (in Verlangenssituationen führt sich die Person die negativen Konsequenzen des Glücksspielens und die positiven Auswirkungen des Verzichts vor Augen);
- soziale Unterstützung suchen (mit einer hilfreichen Person wird über das auftretende Verlangen gesprochen).

Ein weiteres für den einzelberaterischen Kontext konzipiertes Selbstkontrollprogramm speziell für den Glücksspielbereich nennt sich *In einer Spirale nach oben – Arbeitshilfe zur Reduktion des eigenen Glücksspielverhaltens* (MAJUNTKE 2015). Sie stellt eine Umschreibung eines ursprünglich in den Niederlanden entwickelten und evaluierten gleichnamigen Programms für den selbstkontrollierten Drogengebrauch dar. Für die praktische Umsetzung ist diese Arbeitshilfe sehr geeignet. Sie wurde für die Einzelberatung konzipiert, stellt als niederschwelliges Programm die freiwillige Zielwahl in den Vordergrund und kann kostenlos im Internet heruntergeladen werden (siehe www.nls-online.de).

Im Rahmen des Programms wird zunächst eine Analyse der aktuellen Situation (also des Spielverhaltens und der aktuellen Probleme) vorgenommen. Neben der bereits bekannten Abwägung von Kosten und Nutzen werden Regeln für ein kontrolliertes Spielverhalten definiert (Art der Glücksspiele, Geldeinsatz, Spieltage und Zeiten). Der Glücksspieler führt im Rahmen einer Selbstverpflichtung (»Vertrag mit dir selbst«) die Veränderungsbemühungen durch. Dabei werden anhand schwieriger Situationen (zum Beispiel wurde mehr Geld eingesetzt, als sich die Person das vorgenommen hatte) oder möglicher Abweichungen von der Selbstverpflichtung die Anpassungen und Änderungen vorgenommen.

Für die praktische Umsetzung ist diese Arbeitshilfe sehr geeignet, da diese a) kostenlos als Download zur Verfügung gestellt wird, b) tatsächlich für das Einzelberatungssetting konzipiert wurde und c) letztlich als niederschwelliges Programm die freiwillige Zielwahl in den Vordergrund stellt.

Manualisierte versus individualisierte Hilfe

An der Vielzahl der bereits dargestellten Varianten lässt sich erkennen, dass sich der Einsatz von Manualen bei der Veränderung von Glücksspielverhalten sehr bewährt hat und es diverse wissenschaftliche Belege für die Anwendbarkeit einerseits und Wirksamkeit andererseits gibt. Aus Manualen entlehnte Methoden sind im einzelberaterischen Setting anwendbar und dienen der Erreichung individueller Zielvereinbarungen.

In der praktischen Durchführung von Manualen zeigen sich gleichwohl manchmal die Tücken. Psychoedukative Instrumentarien sind oftmals überladen mit Informationen, die den zeitlichen Umfang einer beraterischen Sitzung sprengen und wenig Raum für den persönlichen Austausch lassen. In diesem Fall empfiehlt es sich, eine den Hilfe suchenden Menschen oder der Gruppenkonstellation entsprechende Methodenauswahl zu treffen.

In der Planung von Beratung und Behandlung gilt es vor allem, die Unterschiede der Hilfe suchenden Personen zu berücksichtigen. Man spricht dabei von individualisierter oder differenzieller Behandlungsplanung. Viele dieser differenziellen Aspekte, beispielsweise Komorbidität, geschlechts-, migrations- und altersspezifische Unterscheide, wurden bereits dargestellt. Nicht jede Beratungsstelle und/oder Fachklinik bietet für diese Aspekte geeignete Angebote, sodass es für Fachpersonen erforderlich sein kann, sich über die konzeptionelle Ausgestaltung einzelner Anbieter stetig zu informieren, um die für eine geeignete Planung notwendigen Informationen abrufbar zu haben. Nur so kann eine hohe Qualität bei der individualisierten Behandlungsplanung aufrechterhalten werden. Gleichzeitig ist es die Kunst der Anbieter, die differenziellen Behandlungsangebote bei zumeist knappen finanziellen und personellen Ressourcen sowie bei steigendem Aufwand für Dokumentation und Qualitätssicherung weiterzuentwickeln.

Zielvereinbarungen als Instrument individualisierter Hilfe

Beratungs- und Behandlungsziele werden generell in einem transparenten Interaktionsprozess zwischen der glücksspielenden und der beratenden bzw. behandelnden Person erörtert, bestimmt und konkretisiert. Dabei sollten neben den explizit geäußerten Zielen die wechselseitigen Erwartungen ebenso kommuniziert werden wie die implizit gedachten Ziele. Letzteres gestaltet sich in der Praxis häufiger schwierig und setzt Vertrauen und eine gewachsene Klient-Berater-Beziehung voraus. Implizite und tendenziell verheimlichte Ziele entstehen zumeist aus bestimmten Zwangskontexten heraus.

Herr J. nimmt im Rahmen einer offenen Sprechstunde Kontakt zum Hilfesystem auf. Die Frage, welche Zielvorstellungen er denn mit der Beratung verbindet bzw. was er sich davon erhofft, beantwortet er mit: »Ich möchte sofort aufhören mit dem Glücksspiel im Spielkasino, um meine Schulden zu reduzieren.« Weitere Ziele werden trotz konkretem Nachfragen nicht benannt. Erst in einem der weiteren Gespräche stellte sich heraus, dass es ein laufendes Ermittlungsverfahren wegen eines Betrugsdeliktes gegen Herrn J. gab und er von seinem Rechtsanwalt die Empfehlung erhalten hatte, Kontakt zur Beratungsstelle aufzunehmen, um eventuell Vorteile im zu erwarteten Prozess erzielen zu können. Herr J. gestand sich später im Beratungsprozess ein, dass dies sein vorrangiges Ziel gewesen sei.

Um Ziele richtig zu formulieren und handhabbar zu machen, haben sich als Orientierungshilfe die SMART-Kriterien bewährt. Das Akronym SMART steht für »specific measurable accepted realistic timely«. Im deutschen Sprachgebrauch hat sich folgende Übersetzung durchgesetzt:

Spezifisch: Die Ziele sind so präzise und eindeutig wie möglich zu formulieren.

Messbar: Zielformulierungen müssen messbar sein, Messbarkeitskriterien sollen bestimmt werden.

Akzeptiert: Die Ziele sind so zu formulieren, dass sie für die Person annehmbar, angemessen und attraktiv sind.

Realistisch: Die Ziele müssen erreichbar sein und keine utopischen Zielvorgaben beinhalten.

Terminiert: Zu jeder Zielformulierung sollte eine Zeitschiene mitgedacht werden, in der das Ziel erreicht werden kann.

Herr J. könnte beispielsweise sein erstgenanntes Verhaltensziel folgendermaßen formulieren:

»Ich möchte in den nächsten zwei Monaten bis zu meiner anstehenden Gerichtsverhandlung nicht mehr in ein Spielkasino gehen und auch keine anderen Glücksspiele spielen. Um das zu überwachen, führe ich einen Kalender, mit dem ich täglich überprüfe, ob ich mein Ziel erreicht habe. Nach den zwei Monaten überprüfe ich dieses Ziel. Das Ziel ist für mich annehmbar, weil ich dadurch nicht nur meine Schulden um 300 Euro reduzieren, sondern auch einschätzen kann, ob ich weiter gehende Hilfe benötige. Nach Ablauf der zwei Monate überprüfe ich das Ziel erneut.«

Manchmal haben Hilfe suchende Personen aber Probleme damit, neben den Konsumverhaltenszielen weitere Zielbereiche zu benennen. Als Annäherungshilfe kann hier die im Rahmen des Community Reinforcement Approach (CRA, siehe MEYERS & SMITH 2007) entwickelte Zufriedenheitsskala dienen. Diese umfasst verschiedene Bereiche, in denen die Zufriedenheit anhand einer Skala von 1 bis 10 eingeschätzt werden kann – 1 wäre in diesem Fall »nicht zufrieden« und 10 »äußerst zufrieden«.

Folgende Bereiche sind in den Arbeitshilfen des Community Reinforcement Approach erfasst und auch für das Glücksspielverhalten nutzbar: körperliche Gesundheit, Freizeit und Privatleben, Arbeit, Schule und Ausbildung, Umgang mit Geld und Schulden, Umgang mit Glücksspiel (und wie es mein Leben betrifft), Umgang mit stoffgebundenen Suchtmitteln (und wie diese mein Leben betreffen), Glücksspielabstinenz, seelische Gesundheit, körperliche Aktivität, Beziehung zum Partner, Beziehung zu meinen Kindern, Beziehung zu meinen Eltern, Beziehung zu engen Freundinnen und Freunden, juristische Angelegenheiten, Kommunikation mit anderen Personen, spirituelles und religiöses Leben, Zufriedenheit mit dem Leben insgesamt.

Die einzelnen Bereiche werden eingehend betrachtet und eingeschätzt und im nächsten Schritt werden dann die Zielformulierungen nach den SMART-Kriterien abgeleitet. Dabei bietet es sich an, mit den sehr niedrig eingeschätzten Bereichen zu beginnen und »bottom-up« vorzugehen. Letztendlich gelingt es der Hilfe suchenden Person dann relativ schnell, individualisierte Zielformulierungen vorzunehmen. Diese sind die wesentliche Voraussetzung für den weiteren Beratungs- und Behandlungsverlauf.

MERKE → Hilfreiche Beratungs- und Behandlungsmethoden bei Störungen durch Glücksspiel sind die Motivierende Beratung, Psychoedukation und Selbstmanagementansätze. Diese können manualisiert oder individualisiert eingesetzt werden. Hierbei ist die individuelle Zielvereinbarung in den Vordergrund zu stellen.

Der Blick auf das Individuum und das System – die Angehörigen

Es gibt mindestens zwei mögliche Blickwinkel auf das soziale System oder, wie in der Suchthilfe häufiger gebraucht, das soziale Netz einer glücksspielgestörten Person. Einerseits werden Personen in ihrem sozialen Netz eigenständig betrachtet, und zwar mit dem Blick darauf, dass sie unter den Folgen der Probleme leiden. Andererseits können die Angehörigen als mögliche Ressource im Veränderungsprozess eine bedeutsame Funktion einnehmen.

Um die bedeutsamen Menschen im sozialen Umfeld der glücksspielenden Person zu identifizieren, haben sich verschiedene Formen sozialer Netzwerkkarten als geeignete Methoden erwiesen. Hierbei wird versucht, anhand eines Spinnennetzes oder einer Zielscheibe mit der betroffenen Person als Mittelpunkt die sozialen Kontexte bildlich darzustellen. Ziel der Analyse des sozialen Netzes ist es, möglicherweise hilfreiche soziale Kontakte und Beziehungen (therapeutisch) nutzbar zu machen, aber auch schwierige soziale Kontakte zu erkennen, um mögliche Konfliktsituationen besser einschätzen zu können.

Um eine erste Orientierung zu erhalten, empfiehlt es sich, das soziale Netz in fünf Kategorien zu unterteilen: aktuelle Familie, Herkunftsfamilie (Verwandtschaft), berufliche Kolleginnen und Kollegen, Freunde, Bekannte und Nachbarn sowie professionelle Helferinnen und Helfer.

Die betroffene Person kann nun jeweils bezogen auf die fünf Kategorien eintragen, wie sie soziale Unterstützung wahrnimmt, kann Nähe und Distanz kategorisieren und mögliche Veränderungsziele bezogen auf das soziale Netz benennen. So kann es sein, dass die Kontakthäufigkeit zu bestimmten Personen reduziert oder der Kontakt gänzlich eingestellt wird (zum Beispiel zu Bekannten, deren Funktion sich auf das gemeinsame Glücksspielen beschränkt). Ebenso ist es möglich, hilfreiche Kontakte, beispielsweise zu Kolleginnen und Kollegen, zur Entwicklung von Alternativen in der Freizeitgestaltung auszubauen.

In sozialen Netzen unterscheidet Wolfgang SCHEIBLICH (2004) vier verschiedene Unterstützungsarten.

Emotionale Unterstützung: Hier sind Verhaltensweisen subsumiert, die der emotionalen Stabilisierung einer Person dienen. Dazu gehören beispielsweise, Trost zu spenden, Zuwendung zu geben, Sympathie zu bekunden, aufmerksam zuhören zu können, Anteil zu nehmen oder, wie häufig im Beratungskontext benannt, in wichtigen Situationen »einfach da zu sein und Halt zu geben«.

Instrumentelle Unterstützung: Damit ist der Austausch von Dienstleistungen und Gütern gemeint, ebenso praktische Hilfen und Unterstützungsleistungen im Alltag. Jeweils kritisch zu betrachten ist im Kontext einer glücksspielenden Person die hier ebenfalls kategorisierte finanzielle Unterstützung.

Unterstützung durch Information: Hierzu gehören jegliche Kommunikationsformen, die zum Ausbau des Wissensschatzes, zur Beratung, aber auch zur Weitervermittlung dienen, beispielsweise auch Informationen über Selbsthilfeangebote. Informationelle Unterstützung erhält man in der Regel hauptsächlich durch professionelle Hilfepersonen.

Wertschätzende Unterstützung: Hiermit sind Verhaltensweisen gemeint, die zur Wertschätzung, Anerkennung und Bestätigung einer Person dienen. Wertschätzende Unterstützung kann es in allen fünf genannten Kategorien geben.

Bedeutung von Mitbetroffenheit

Jedes suchtbezogene Störungsbild wirkt sich in erheblichem Maße auch auf die Angehörigen aus. Je nachdem, wie eng man den systemischen Kontext von Glücksspielenden fasst, gibt es 5–15 mitbetroffene Personen im Umfeld (LESIEUR & CUSTER 1984). Erfahrungsgemäß einbezogen sind neben den engsten Familienmitgliedern (Eltern, Partner, Kinder) auch Verwandte, Freunde und Arbeitskollegen.

BEISPIEL → Im Rahmen der ambulanten Beratungsarbeit einer spezialisierten »Fachstelle Glücksspiel« nimmt der Sozialdienst eines mittelständischen Betriebs Kontakt auf. Es habe sich herausgestellt, dass eine glücksspielbetroffene Mitarbeiterin, Frau K., bei insgesamt zwanzig Kollegen Geld geliehen habe. Die Kollegen habe sie jeweils gebeten, anderen nichts von der Geldleihe zu erzählen. Mehrere Kollegen hätten sich aber über die Unzuverlässigkeit von Frau K. bei der Rückzahlung geärgert, sodass sie doch miteinander ins Gespräch kamen und sich an den Sozialdienst gewandt hatten. Nach und nach habe sich das Ausmaß der Geldleihe gezeigt. Insgesamt habe Frau K. allein im Kollegenkreis 15.000 Euro Schulden. Was die Beraterin der Fachstelle jetzt tun könne, wird nun gefragt ...

Über viele Jahre hinweg prägte der Begriff der Koabhängigkeit die Arbeit mit Angehörigen von suchtkranken Menschen. »Koabhängigkeit« bedeutete die selbstschädigende Übernahme von Aufgaben für den betroffenen Suchtkranken und zum Beispiel ein nicht altersentsprechendes Rollenmuster von Kindern aus Suchtfamilien (Übernahme von nicht angemessener Verantwortung). Das koabhängige Verhalten wird in drei Phasen beschrieben.

In der *Beschützerphase* wird das Glücksspielverhalten von der angehörigen Person oft übersehen, die betroffene Person wird in Schutz genommen, für das Verhalten werden Entschuldigungen gesucht.

In der *Kontrollphase* wird die betroffene Person zunehmend kontrolliert (zur Spielhalle hinterherfahren, die Kontoauszüge überprüfen, unerlaubt Briefe öffnen u. Ä.).

In der *Anklagephase* kommt es dann zum Bruch mit der glücksspielenden Person, es wird eine eindeutige Schuldzuschreibung vorgenommen. Zumeist sind dann die sozialen, monetären und gesundheitlichen Folgen sowohl für die betroffene Person als auch für Angehörige weit fortgeschritten und zwischenmenschlich ist »viel Porzellan zerschlagen«.

In der Realität kommen die beschriebenen Verhaltensweisen nicht immer in Reinform und auch nicht in einer zeitlichen Abfolge vor, sondern stellen in der systematischen Abgrenzung eine prototypische Herausarbeitung von Verhaltensmustern dar.

Der Koabhängigkeitsbegriff ist unterdessen in die Kritik geraten, da den Angehörigen implizit eine eigene pathologische Ausprägung von Verhaltensweisen oder eine »abhängige« Persönlichkeitsstörung unterstellt wird. In der Praxis gibt es bei Angehörigen durchaus eigene psychosomatische Störungsbilder wie Ängste, stressbedingte somatoforme Störungen oder depressive Symptome. Schätzungen gehen von einer Betroffenheit bei etwa einem Viertel der Angehörigen aus. Das bedeutet aber im Umkehrschluss, dass die Mehrzahl der Angehörigen zwar sehr belastet ist, aber eben kein eigenes Störungsbild aufweist. Aus diesem Grund erscheint es sinnvoll, wertneutralere Begriffe für die Situation der Angehörigen zu finden. Passender erscheint es mir, von »Mitbetroffenen« oder »mitbetroffenen Angehörigen« zu sprechen.

Ein interessantes Modell zur Erklärung der Belastungssituation mitbetroffener Angehöriger nennt sich SSCS-Modell (ORFORD u. a. 2010) Dabei stehen die Buchstaben für folgende englischen Begriffe: Stress – Strain – Coping – Support.

Vereinfacht erklärt, löst das Glücksspielverhalten einer betroffenen Person bei den Angehörigen diverse Stressreaktionen (»stress«) aus. Stress bezieht sich hier beispielsweise auf die Bereiche Gesundheit,

Finanzen und Beziehung (bzw. Partnerschaft). Dieser Stress führt zu einer zunehmenden Beanspruchung, Belastung und je nach Dauer und Ausmaß zu einer wesentlichen Überlastung (»strain«). Entscheidend sind dann die vorhandenen oder zu entwickelnden Bewältigungsstrategien (»coping«). Dabei sind diese abhängig davon, inwieweit die angehörige Person objektiv in die Problematik involviert ist oder sich subjektiv involviert fühlt. Hierbei ist die Palette an Reaktionsmöglichkeiten, die der angehörigen Person zur Verfügung stehen oder mit ihr entwickelt werden können, wesentlich für eine gelingende Bewältigung. Diese Reaktionsmöglichkeiten sollen gemeinsam im Beratungsprozess entwickelt, geeignete Unterstützungsmöglichkeiten (»support«) sollen eruiert und ausgebaut werden. Mit »Unterstützung« ist hauptsächlich das engere soziale Beziehungsgeflecht gemeint.

Je stabiler und hilfreicher diese soziale Unterstützung werden kann, desto höher ist die Chance einer gelingenden Bewältigungsstrategie bei den mitbetroffenen Angehörigen.

Was empfiehlt man denn nun mitbetroffenen Angehörigen im Beratungskontext? Eine Fülle von Maximen lässt sich nennen.

Information als Ausgangslage aller Veränderungen: Frei nach dem Motto »Wer mehr weiß, hat eine höhere Chance, richtig zu handeln!« ist es zunächst empfehlenswert, umfassend über das Störungsbild und die Auswirkungen zu informieren.

Sich einen Überblick verschaffen und Probleme erkennen: Bei aller emotionalen Härte ist ein rationaler und ungeschönter Blick auf das Ausmaß der Probleme der betroffenen Person, der Angehörigen und des gesamten dazugehörigen sozialen Systems sinnvoll.

Schuldfragen ersetzen durch Fragen nach der Verantwortung: Im Beratungskontext ist es hilfreich, den »Schuldbegriff« zu klären. Da die Auseinandersetzung mit dem sehr negativ und emotional konnotierten Begriff der »Schuld« (zumindest zu Beginn der Auseinandersetzung) nicht zielführend ist, bietet es sich an, diesen durch den neutraleren und positiveren Begriff der »Verantwortung« für Verhaltensweisen und Entwicklungen zu ersetzen. Wer im System Person/Angehörige trägt wann für welche Entwicklung welche Verantwortung? Hierdurch wird die Gefahr genommen, zu sehr in der Vergangenheit verhaftet zu bleiben und dadurch notwendige Veränderungen nicht anzustoßen.

Kinder haben Vorrang: Mitbetroffen sind nicht zuletzt die Kinder von Glücksspielenden, und zwar generell emotional, aber auch durch Spannungen, Streitigkeiten, nicht eingehaltene Versprechungen, Geldnot und durch die häufige Abwesenheit der Person. Bei der Abwägung aller Interventionsmaßnahmen ist das Wohl des Kindes bzw. der Kinder ein wesentliches Entscheidungskriterium. Hier gilt es, gezielt Informationen über geeignete Hilfen für Kinder aus Suchtfamilien weiterzugeben.

Auseinandersetzung mit dem eigenen Kontrollbedürfnis: Die Abklärung von kontrollierenden Verhaltensweisen stellt eine Möglichkeit für mitbetroffene Angehörige dar, sich und ihre Verhaltensweisen zu hinterfragen und geeignete, zielführende und konsequente Verhaltensweisen zu erlernen. Zumeist erkennen Angehörige schnell, wie stark sie ihr Leben auf das Leben der Glücksspielenden ausgerichtet haben.

Klärung des Umgangs mit Geldzahlungen: Dazu gehört die klare Ansage, dass Geldleihe, Kredit- und/oder Bürgschaftsübernahme sowie Übernahme von Lebenshaltungskosten in aller Regel zwar kurzfristig geeignet sein können, um »Löcher zu stopfen« (etwa den Verlust der Wohnung zu verhindern), aber mittel- und langfristig das Glücksspielverhalten der betroffenen Person aufrechterhalten oder im Extremfall noch zu einer Verstärkung beitragen.

Selbstfürsorge versus Fremdfürsorge: Viele Ratgeber führen hierbei das Schlagwort »Loslassen!« als geeignete Empfehlung auf. Das ist sicher als Fernziel die richtige Prämisse, de facto gelingt es vielen Angehörigen nur bedingt, entsprechend zu handeln, da auch das Angehörigenverhalten erlerntes Verhalten ist. Passender erscheint deshalb eine Auseinandersetzung mit dem gesunden Maß an Selbst- bzw. Fremdfürsorge. Leitfragen können hierbei sein: Wie viel Gutes tue ich für mich? Wie viel Zeit verwende ich für meine eigenen Bedürfnisse, Hobbys und Interessen? Wie viel Fürsorge und Unterstützung für die glücksspielende Person ist gut für mich und gleichzeitig zielführend?

Kommunikationsmöglichkeiten erarbeiten: Die Kommunikation zwischen Angehörigen und Betroffenen hat über die Zeit der Glücksspielproblematik gelitten. Häufig sind bereits Kommunikationsprobleme im System feststellbar, bevor ein Glücksspielverhalten auftritt. Diese bewegen sich zwischen Rückzug, Schweigen und Ignorieren und zeigen sich darin, dass nur das Nötigste im Alltag gemeinsam besprochen und vieles von Vorwürfen und Aggressionsausbrüchen begleitet wird.

Existenzkrisen mit Türöffnerfunktion – Unterstützung holen und Unterstützung bahnen: Die Glücksspielproblematik wird oft erst anhand von Existenzkrisen sichtbar. Diese stellen dann eine Art Türöffner für die ersten Kontakte zum Hilfesystem entweder für die glücksspielende Person oder für die mitbetroffenen Angehörigen dar.

Angehörige haben ähnlich wie die Betroffenen ganz unterschiedliche Motive (sozialer Druck, finanzielle Belastung, Wunsch nach mehr Kontrolle etc.), warum sie gerade zum jetzigen Zeitpunkt Hilfe in Anspruch nehmen möchten. Die im Folgenden dargestellten Formulierungen aus der Beratungspraxis machen deutlich, mit welchen unterschiedlichen Zielvorstellungen die Angehörigen zum Beispiel eine Fachstelle aufsuchen:

- »Ich möchte, dass sich mein betroffener Partner helfen lässt!«
- »Ich möchte, dass ich (als mitbetroffene Angehörige) von Ihnen Hilfe bekomme!«

- »Wir möchten von Ihnen gemeinsam Unterstützung im Umgang mit diesem Problem!«
- »Ich bringe Ihnen meinen betroffenen Partner, können Sie ihn bei der Veränderung der Problematik unterstützen?«

Kommt eine mitbetroffene Person allein in die Beratung, so gilt es, die unterschiedlichen Unterstützungsmöglichkeiten zu erörtern. Welche sozialen Kontakte sind hilfreich, welche eher schädlich für den weiteren Hilfeverlauf? Leitfragen im Rahmen der Beratung sind:

- Wer gibt privat den notwendigen Halt und ist vertrauenswürdig und verständig genug, um in die Problematik eingeweiht werden zu können?
- Wo gibt es professionelle Unterstützungsmöglichkeiten in erreichbarer Nähe und in realisierbarem Umfang?

Obwohl das Hilfesystem für Glücksspielende örtlich bislang noch sehr unterschiedlich gut ausgebaut ist, empfiehlt sich der Kontakt zu einer wohnortnahen Beratungsstelle und die möglichst frühzeitige Einbeziehung der Schuldnerberatung, sofern erforderlich.

Einen Gegenentwurf zum Koabhängigkeitsmodell stellt das Community Reinforcement Approach and Familiy Training (CRAFT) von Robert J. MEYERS und Jane E. SMITH (2009) dar. In diesem Ansatz – ursprünglich für substanzbezogene Störungsbilder entwickelt – wird davon ausgegangen, dass mitbetroffene Familienangehörige einen wesentlichen Beitrag für die Entwicklung des (in diesem Fall) glücksspielenden Betroffenen leisten können (dazu auch BISCHOF 2012). Das CRAFT basiert auf einer lerntheoretischen Grundlage. Interventionsstrategien werden im Sinne der operanten Konditionierung stufenweise der Veränderungs- bzw. Behandlungsmotivation des Betroffenen angepasst. Die Angehörigen lernen, das Glücksspielverhalten des Betroffenen nicht mehr zu unterstützen und stattdessen das gewünschte Zielverhalten (also etwa die Abstinenz) zu verstärken.

Was an dem Manual aus meiner Sicht sehr gelungen ist, ist die Kombination aus Motivations- und Kommunikationsstrategien und dass auch sehr bewusst das Thema »Umgang mit Gewalt« (»Strategien gegen Gewalt«, Modul 3) angesprochen wird.

Erste Ergebnisse (hier bezogen auf Alkoholkonsumenten) belegen, dass die Einflussnahme auf die Betroffenen hinsichtlich einer Veränderung oder der Aufnahme einer Behandlung von vielen Angehörigen als ausschlaggebend für die tatsächliche Inanspruchnahme des Suchthilfesystems durch die betroffene Person genannt wird. Dies scheint relevant sowohl für die weitere Behandlungsplanung als auch für die zu erwartenden Behandlungsergebnisse (BISCHOF u. a. 2013). Der Ansatz ist nach meiner Kenntnis noch nicht wissenschaftlich für den Glücksspielbereich evaluiert, scheint aber – eventuell mit gewissen Modifikationen – angepasst anwendbar.

Ein ebenfalls in Gruppen anwendbares Manual zur Psychoedukation nennt sich »Angehörigenarbeit bei pathologischem Glücksspiel« (ETAPPE, BUCHNER u. a. 2013). Dieses benennt neben der Informationsvermittlung und der Anbindung der mitbetroffenen Angehörigen an das Hilfesystem vor allem die Entlastungsfunktion als entscheidende Zielsetzung des Manuals.

Das Entlastungstraining enthält insgesamt acht modular aufgebaute Bausteine von den Basisinformationen über die Bewältigungsstrategien und die Behandlungsmöglichkeiten bis hin zum Umgang mit der eigenen Verantwortung sowie mit Finanzen und Rechtsproblemen.

Anders als beim CRAFT-Ansatz liegt der Schwerpunkt des Programms auf Informationsvermittlung und der Vermittlung von Bewältigungsstrategien, die letztendlich zu einer Entlastung der Teilnehmenden führen sollen.

In der Evaluation des Programms zeigte sich, dass die Teilnehmenden bezogen auf verschiedene Themenbereiche tatsächlich sehr belastet sind (Misstrauen, Angst, Beziehung, Finanzen, Rückfall,

Informationsdefizite, Kriminalität, Hilflosigkeit, Zukunftsplanung) und durch das Programm die intendierten ersten Entlastungen eintreten. Erreicht wird dies unter anderem über die Methode eines Stimmungstagebuchs, das die Gruppenteilnehmenden während des Programms führen.

Anhand eines Diagramms werden die vier Stimmungsbereiche Anspannung, Sorge, Unruhe und Stress mittels der Kategorien »sehr schwach – schwach – mittel – stark – sehr stark« erfasst. Dies erlaubt eine Verlaufserfassung über das gesamte Gruppenprogramm (also acht Wochen) hinweg.

Noch ein kritischer Hinweis. Vor allem in der bundes-   **Systemik** ⟳
deutschen Suchthilfe werden systemische Beratungs- und Behandlungsansätze (da durch die Kostenträger nicht finanziert) im Gegensatz zur klassischen Kinder- und Jugendhilfe kaum angewandt. Hier steckt noch ein wesentliches ungenutztes Potenzial, um Betroffene, Angehörige und das zugehörige System noch wirksamer zu unterstützen.

MERKE→ Angehörige sind von einer Glücksspielstörung in erheblichem Maße mitbetroffen und emotional belastet. Deshalb wurden für Angehörige eigene Beratungsangebote geschaffen, die vor allem einer emotionalen Entlastung und sozialen Unterstützung dienen.

Geld regiert die Veränderungswelt – Geldverwaltung und ihre Tücken

Durch Geld (Einkommen, plötzliche unerwartete Zahlungen) kann bei glücksspielenden Personen der Wunsch nach Glücksspielverhalten ausgelöst werden. Viele von ihnen berichten, dass sie – je nach Zeitpunkt des Einkommensbezugs – zum Beispiel am Monatsanfang deutlich stärker gefährdet sind, (wieder) zu spielen und somit ein in der Regel unerwünschtes Verhalten zu zeigen. Auch der geplante oder ungeplante Erhalt von Bargeld, die Einkommensteuerrückzahlung oder geliehenes Geld von Freunden – das eigentlich für die Schuldenrückzahlung vorgesehen war – können solche Auslösereize (»Trigger«) für Spielverhalten darstellen. Nicht selten werden dann große Teile oder die Gesamtsumme des erhaltenen Geldes wieder verspielt. In der Folge belasten erneut Gewissensbisse und Schamgefühle die Beziehung zu den nahestehenden Angehörigen.

Viele Glücksspielende äußern, dass sie im Laufe ihrer »Spielkarriere« den Bezug zum Geld verloren haben und den Geldwert nicht mehr realistisch einschätzen können.

Die Übernahme der Geldverwaltung ist eine Möglichkeit, wie mitbetroffene Angehörige (auch Freunde und Kollegen) Glücksspielende in deren Veränderungsbemühungen unterstützen können. Dabei übergibt – auf freiwilliger Basis – die betroffene Person für einen abgesprochenen Zeitraum vereinbarte Bereiche oder komplett die Finanzen zur Verwaltung an die einbezogene Person. Bewährt hat sich die Auszahlung eines wöchentlich festgelegten Taschengeldbetrages, der sich nach dem Abzug der notwendigen Ausgaben berechnen lässt, oder die Einrichtung eines Unterkontos, auf das sich die betroffene Person einen ebenfalls vorher festgelegten fixen Betrag überweist.

Hier zwei Praxisbeispiele zur Veranschaulichung:

BEISPIEL 1 ⟶ Herr L., ein 21-jähriger Auszubildender, hat aufgrund von Sportwetten und Automatenspiel sein Bankkonto mittels Dispositionskredit überzogen. Die Bank hat ihm signalisiert, dass er bis zum nächsten Zahltag kein Geld mehr ausbezahlt bekommt. Er vereinbart mit seinen Eltern, dass diese mit ihm gemeinsam das Konto zukünftig überwachen. Dazu erhält er nur noch wöchentlich einen Taschengeldbetrag zur freien Verfügung, der Rest des Einkommens wird zur Rückführung des Kredits benutzt. Um diese Vereinbarung nicht zu gefährden, gibt Herr L. für den vereinbarten Zeitraum die Bankkarte an die Eltern und verpflichtet sich dazu, Barabhebungen nur gemeinsam mit den Eltern zu tätigen. Die Vereinbarung wird für sechs Monate getroffen.

BEISPIEL 2 ⟶ Frau M., eine mitbetroffene Angehörige, berichtet, dass sie von ihrem Ehemann gebeten wurde, wieder seine Kontokarte zu verwalten. Es bestehen bereits getrennte Konten. Die Kontoverwaltung hätte sie bereits in der Vergangenheit zu übernehmen versucht, es sei aber zumeist gescheitert, weil ihr Mann ihr die Kontokarte entwendet habe oder es zu heftigen Auseinandersetzungen über die ihm zur Verfügung stehende Geldsumme gekommen sei. Die Geldverwaltung habe sie jeweils sehr belastet. Insgesamt wisse sie nicht, ob sie die Ehe weiterführen solle. In der Beratung wird vereinbart, dass sie der Bitte des Ehemanns aktuell nicht nachkomme, bis eine Klärung der Beziehungssituation erfolgt ist.

Eine Geldverwaltung hat wesentlichen Einfluss auf die Beziehung zwischen der glücksspielenden und der geldverwaltenden Person, und zwar im Sinne eines »Belastungstests«. Zu Beginn der Geldverwaltung ist unklar, ob diese funktioniert und zu einer besseren Gesamtsituation führt. Möglich sind eine schnelle Erstverbesserung und eine zügige Stabilisierung der Finanzsituation und damit auch des subjektiven Befindens. Ebenso zeigen sich aber auch typische negative Begleitsymptome des gestörten Glücksspielverhaltens (verheimlichen, lügen, »tricksen« etc.), die dann eine Weiterführung verunmöglichen.

Wie die Praxisbeispiele zeigen, gibt es bestimmte Grundbedingungen, die erfüllt sein müssen, damit die Geldverwaltung funktioniert:

- Die Schuldenhöhe und die Anzahl der Gläubiger müssen sich in einem überschaubaren Rahmen halten.
- Die Beziehung zwischen glücksspielender und geldverwaltender Person sollte belastbar, eine zielführende Kommunikation möglich sein.
- Die gegenseitige geschlossene Vereinbarung ist von beiden Partnern gleichermaßen zu tragen und sollte nicht einseitig »verordnet« werden.
- Existenzsicherung ist das primäre Ziel.
- Die Vereinbarung muss klaren Absprachen folgen (was, wann, wie, wie oft, wie viel?) sowie Regelungen über den Verstoß gegen diese beinhalten.
- Es sollte eine Vermittlungsperson für den Konfliktfall benannt sein.
- Sinnvoll können Absprachen über schrittweise Lockerungen und ein Ende der Vereinbarung sein. Eine zu kurze »Laufzeit« hat sich in der Praxis als wenig hilfreich erwiesen.

Ob eine Geldverwaltung auf Dauer oder vorübergehend stattfinden soll, entscheidet sich nach dem Grad der Stabilisierung des Glücksspielverhaltens, je nachdem, wie subjektiv sicher sich die glücksspielende Person bezüglich des Umgangs mit dem eigenen Geld fühlt und inwieweit sich objektivierbare Faktoren wie die Schuldenlast, die Kooperation mit möglichen Gläubigern und der Finanzstatus insgesamt entwickelt haben. Zur Einschätzung der Situation kann die Meinung der mitbetroffenen Angehörigen eine hilfreiche Entscheidungshilfe darstellen. Sinnvoll sind Verwaltungszeiträume von mindestens einem halben bis einem Jahr, bevor überhaupt an eine Rückübertragung gedacht werden sollte. In vielen Fällen sind jedoch wesentlich längere Zeiträume erforderlich.

Jede Rückübertragung der Geldverwaltung sollte gut überlegt, wohl vorbereitet und schrittweise durchgeführt werden. Zum Beispiel können Probezeiträume vereinbart werden, in denen die Kontokarte wieder der (im Sinne der Abstinenz) stabilisierten Person in Eigenverantwortung übergeben wird. Dabei gilt es, Regeln für die existenzsichernden Bereiche (Miete, Strom, Wasser, Verpflegung) zu vereinbaren.

In der beraterischen Arbeit sollte allerspätestens zu diesem Zeitpunkt mit dem Instrument »Führen eines Haushaltsbuches« gearbeitet werden. Hier gibt es eine Vielzahl an kostenfreien Angeboten und Orientierungshilfen im Internet. Auch Schuldnerberatungsstellen und Banken können auf Nachfrage geeignete Instrumente empfehlen bzw. zur Verfügung stellen.

Neben der Geldverwaltung durch angehörige Personen gibt es auch die Möglichkeit der Geldverwaltung durch professionelle Dienste. So bieten – unter bestimmten sozialrechtlichen Bedingungen – Sozialpsychiatrische Dienste oder gemeindepsychiatrische Zentren, aber auch sonstige Sozialdienste die Übernahme der Geldverwaltung als Leistung an.

Einen weiteren Sonderfall bildet in **Gesetzliche Betreuung** Deutschland die gesetzliche Betreuung nach § 1896 ff. des Bürgerlichen Gesetzbuches. Gesetzliche Betreuungen sind auch bei Glücksspielstörungen möglich und umfassen häufiger die Bereiche Gesundheits- und Vermögenssorge.

In der Regel muss hierbei eine weitere psychischen Erkrankung oder eine Behinderung vorliegen. Zumeist bleibt die Geschäftsfähigkeit davon unberührt, sodass die betreute Person beispielsweise einer Sperre in einer Spielhalle zustimmen muss. Es ist zu empfehlen, sich bei spezifischen Fragestellungen an die Betreuungsbehörden zu wenden.

Führung eines Haushaltskalenders oder Haushaltsbuchs

Die Methode der Haushaltsbuchführung kann nicht nur im Kontext der Geldverwaltung und zur Schuldenregulierung eingesetzt werden, sondern dient generell dazu, einen Überblick über die Finanzsituation zu erhalten, wenn dieser über die Zeit des Glücksspielverhaltens verloren gegangen ist oder es der betroffenen Person grundsätzlich Probleme bereitet, mit dem zur Verfügung stehenden Geld hauszuhalten.

Beim Haushaltsbuch werden systematisch regelmäßige und kurzfristige Einnahmen den festen und veränderlichen Ausgaben gegenübergestellt. Diese können kleingliedrig (täglich, wöchentlich) oder grobgliedrig (monatlich, jährlich) erfasst werden. Eine mindestens monatliche Erfassung ist anzuraten (siehe die Abbildungen 14 und 15).

Zunächst ist eine Übersicht über alle Einnahmen der Personen, die zur Finanzierung des Haushaltes beitragen, zu erstellen. Hierzu ist es hilfreich, eine Monatsübersicht anzulegen. Aus den aufgeführten monatlichen Einnahmen können dann Jahressummen, zum Beispiel gestaffelt nach Einnahmequellen, angelegt werden.

ABBILDUNG 14 Aufstellung der Jahreseinkünfte

Erwerbseinkommen	Staatliche Zahlungen	Private Zahlungen	Einnahmen aus Vermögen	Rückerstattungen
Nettolohn bzw. -gehalt, Urlaubs- und Weihnachts- geld, Provisionen	Kindergeld, Wohn- geld, Elterngeld, Rente/Pension, Arbeitslosengeld	Unterhalt, Geldgeschenke, Sonstiges	Zinsen, Dividenden, ausgezahlte Spar- beträge, realisierte Kursgewinne, Mieteinnahmen	Steuern, Kranken- kasse, Strom, Gas, Wasser

Ist festgestellt, welches Einkommen eine Person oder eine Familie zu erwarten hat, ist möglichst vollständig aufzulisten, welche zwangsläufigen Ausgaben dem gegenüberstehen. Dabei handelt es sich sowohl um feststehende als auch veränderliche Beträge.

Feste Ausgaben sind Geldzahlungen, die in regelmäßigen Abständen (also monatlich, vierteljährlich, halbjährlich oder jährlich) zu leisten sind. Als Praxishilfe ist ein Blick auf die Kontoauszüge eines Jahres dienlich, um die lückenlose Erfassung sicherzustellen. Sollten diese, aus welchen Gründen auch immer, nicht mehr zur Verfügung stehen, bieten Geldinstitute (fast immer gegen Bezahlung!) die Möglichkeit, diese erneut anzufordern.

Veränderliche Ausgaben sind jene, die nicht regelhaft, sondern punktuell geleistet werden müssen und deren Höhe teilweise beeinflussbzw. veränderbar ist. Dies ist auch die Rubrik, in welcher mögliche Ausgaben für das Glücksspielverhalten erfasst werden.

Abbildung 15 zeigt eine gelungene Zusammenstellung der möglichen Ausgaben (Sparkasse Finanzgruppe 2015).

Die Methode »Haushaltskalender bzw. Haushaltsbuch« erfordert von den Personen ein hohes Maß an Disziplin. Es kommt durchaus vor, dass die Personen praktische Hilfestellungen und motivationale Unterstützung bei der Umsetzung benötigen. Zudem kann die Auseinandersetzung und Konfrontation mit der eigenen Finanzsituation emotional sehr belastend sein, sodass auch hier Begleitung sinnvoll ist.

MERKE → **Viele Betroffene brauchen eine (längerfristige) Unterstützung bei der Verwaltung ihrer Finanzen. Dafür existieren viele Hilfsmittel.**

ABBILDUNG 15   Ausgabenaufstellung

FESTE AUSGABEN	VERÄNDERLICHE AUSGABEN
Wohnen	
Miete oder Immobilienkredite (inkl. Wasser und Nebenkosten), Heizung, Strom	Schönheitsreparaturen / Instandsetzung, Heizung, Wohnungseinrichtung, Strom
Hauswirtschaft	
	Hausrat und kleine Geräte, Reinigungsmittel, Blumen, Gartenbedarf, Haustiere (inkl. Hundesteuer), Reparaturen, Hilfe für Haushalt, Garten, Grabpflege
Ernährung	
	Nahrungsmittel, Getränke, Alkohol, Tabakwaren, Außer-Haus-Verzehr (Schule, Kita u. Ä.)
Körper- und Gesundheitspflege	
	Körperpflegemittel, Friseur, Sauna, Solarium, Arznei- / Heilmittel, Arzthonorare, Krankenhaus
Persönliche Ausstattung	
	Bekleidung, Schuhe, Schmuck, Taschen, Schirme, Reinigung und Reparaturen
Mobilität	
Fahrkarten für öffentliche Verkehrsmittel, Kfz-Steuer, Kfz-Versicherung, Leasing für Pkw	Private Verkehrsmittel (Benzin, Ersatzteile), Reparaturen
Kommunikation	
Rundfunkbeitrag, Telefon, Internet	Büromaterial, Porto
Bildung und Freizeit	
Nachhilfe, Schulgeld, Studiengebühren, Unterrichts- und Kursgebühren, Mitgliedsbeiträge, Taschengeld	Bücher, Zeitschriften, Spiel, Sport, Eintrittsgelder, Pauschalreisen, Hotel, Ferienwohnung, Geschenke, Ausgaben für Glücksspiel
Betreuung und Pflege	
Kinderbetreuung, Dienstleistungen für Altenpflege	
Beiträge, Honorare, Geldtransfers	
Unterhaltszahlungen, Gebühren	Geldgeschenke, Geldspenden
Versicherungen	
Haftpflicht, Hausrat, Risikoleben, Berufsunfähigkeit	
Vermögensbildung	
Kapitalbildende Lebensversicherungen, Rentenversicherungen, Sparverträge, Wertpapiere	
Verbindlichkeiten	
Dispo- und Ratenkredite	

Unterstützung
und Hilfe

Beratung und Behandlung – Zugangswege

Wie kommen nun von einer Glücksspielproblematik betroffene
Personen und deren Angehörige in das Hilfesystem, welche Zu-
gangswege gibt es und welche Hürden sind zu überwinden?
Die Deutsche Hauptstelle für Suchtfragen e. V. (2013) führte im
Zeitraum von 2007 bis 2010 ein Modellprojekt mit dem Titel
»Frühe Intervention beim Pathologischen Glücksspielen« durch.
Schon zum Ende des Modellzeitraums hatte sich die bundesdeutsche
Versorgungssituation für spezialisierte Hilfen bei pathologischem
Glücksspiel wesentlich verbessert. 77 Prozent der befragten Mitar-
beiterinnen und Mitarbeiter von Beratungsstellen schätzten diese als
gut ein. Seither hat sich die Hilfelandschaft noch weiter differenziert
und verbessert, sodass von einer relativ flächendeckenden Versor-
gung ausgegangen werden kann. Ein Blick auf das Hilfesystem zeigt
aber auch, dass vor allem in ländlichen Gebieten die Gesamtpalette
notwendiger Beratungs- und Behandlungsangebote verständlicher-
weise nicht vorgehalten werden kann.

Für das österreichische Hilfesystem wird von Harald **Österreich** ↰
Oechsler (2011) bemängelt, dass es keine regionalen Koordinie-
rungsstellen für Spielsuchtberatung gibt. Dennoch beschreibt auch
er ein flächendeckendes Netz von Versorgungsangeboten im ambulanten Bereich, die aber geografisch recht ungleich verteilt sind,
sodass zum Beispiel Personen in Nieder- und Oberösterreich große
Wege zu Hilfeeinrichtungen zurücklegen müssen.

In der Schweiz hatten Jörg HÄFELI und Caroline SCHNEIDER bereits im Jahr 2003 die Versorgungssituation als ausreichend eingeschätzt.

Ein ausdifferenziertes *ambulantes* Hilfesystem für Menschen mit problematischem oder gestörtem Glücksspielverhalten setzt sich aus verschiedenen Bausteinen zusammen.

Offene Zugangswege: Optimalerweise werden von den Hilfeeinrichtungen möglichst niedrigschwellige Kontaktmöglichkeiten zur Erstberatung ohne längere Wartezeiten angeboten. Erfahrungsgemäß schrecken längere Wartezeiten ab und können motivationshemmend wirken. Zu den niedrigschwelligen Angeboten gehören offene Sprechstunden oder offene Orientierungsgruppen (auch Informations- oder Motivationsgruppe genannt).

Beratung: Hierzu zählen Beratungsangebote für Menschen mit Glücksspielproblemen, mitbetroffene Angehörige (Kinder, Partner, Freunde) und Beratungsleistungen für sonstige Bezugsgruppen (etwa Arbeitgeber). Klassisch ist die Vermittlung in weiterführende Hilfeeinrichtungen und Stützsysteme, beispielsweise in andere Beratungsangebote, in das psychiatrische oder weiterführende rehabilitative Behandlungssystem. Zur Beratung zählen auch (Konsum-)Verhaltensreduktionsprogramme. Bezogen auf das Glücksspielverhalten sind diese jedoch noch wenig evaluiert bzw. eingeführt.

Möglichkeiten der Krisenintervention: Die Krisenintervention dient der schnellen Reaktion bei starker psychischer Belastung oder bei bestehender Suizidalität. Krisenintervention ist vor allem über eine gute Vernetzung der Hilfesysteme von Beratung, Medizin und Psychiatrie zu erreichen. Eine bedeutsame Rolle im Sinne einer »Lotsenfunktion« müssen hierbei die niedergelassenen Hausärzte einnehmen. Ebenso sind, je nach Ausmaß der Krise, die klassischen psychiatrischen Akutversorgungssysteme (niedergelassene Psychiater oder Akutstationen in psychiatrischen Krankenhäusern) angefragt.

(Selbsthilfe-)Gruppenangebote: Neben den bereits erwähnten therapeutisch geleiteten Orientierungsgruppen für Glücksspielende gibt es zunehmend auch Selbsthilfegruppen, die sich auf das Thema spezialisiert haben. Neben Gruppen für Betroffene gibt es auch Selbsthilfeinitiativen von Angehörigen.

Ambulante Behandlungsgruppen (Therapieangebote): Zumeist über Rentenversicherungsträger oder Krankenkassen finanziert werden therapeutische Behandlungsgruppen über einen vereinbarten Zeitraum oder über eine finanzierte Maßnahmenzahl durchgeführt. Sinnvolle Behandlungszeiträume erstrecken sich – je nach Indikation – zwischen 6 und 18 Monaten.

Nachsorgeangebote nach (teil-)stationärer Behandlung: Nachsorge ist ein festgelegter Begriff für die nachstationäre Behandlung, also nach erfolgter Rehabilitation. Nachsorgeangebote finden sowohl im Einzel- als auch im Gruppensetting nach erfolgter stationärer oder teilstationärer Behandlung statt. Sie dienen der Erfolgssicherung und Stabilisierung.

Psychiatrische und psychotherapeutische Behandlungsformen

Menschen mit Glücksspielstörungen sehen sich, wie bereits beschrieben, häufig mit weiteren psychiatrischen Erkrankungen konfrontiert und müssen sich mit diesen auseinandersetzen. In einer akutpsychiatrischen Ausnahmesituation (akute depressive Krise, Suizidalität) ist die Überweisung in psychiatrische Kliniken unabdingbar. In diesen Fällen rückt die Behandlung der Glücksspielproblematik zunächst in den Hintergrund.

Die psychiatrischen Kliniken bieten den Personen eine notwendige Auszeit in einem geschützten Rahmen, in dem das gestörte Glücksspielverhalten ausgesetzt werden kann. Diese Interventionsmaßnahme dient teilweise als Startschuss für den Wunsch nach dauerhafter Veränderung des Glücksspielens und den Beginn einer weiterführenden Behandlung.

Das psychiatrische System richtet sich zunehmend auf die Behandlung von Glücksspielern ein. Dies zeigt sich unter anderem in standardisiert eingesetzten Screeninginstrumenten und in entsprechenden psychoedukativen Zusatzangeboten. Einzelne psychiatrische Kliniken bieten im Bereich ihrer Suchtfachabteilungen bereits spezielle Behandlungsprogramme an. Diese können stationär, tagesklinisch und dann auch im Rahmen von psychiatrischen (Instituts-)Ambulanzen durchgeführt werden.

Kaum ausreichende Erkenntnisse gibt es darüber, wie viele Menschen mit problematischem Glücksspielverhalten von niedergelassenen Psychotherapeuten, also außerhalb des Settings spezialisierter Suchthilfeeinrichtungen oder psychiatrischen Einrichtungen, behandelt werden. Da das suchtspezifische Hilfesystem bei Weitem nicht alle glücksspielgestörten Personen erreicht, ist eine nicht unerhebliche Zahl im ambulanten psychotherapeutischen Kontext zu vermuten. Erste Befragungen (etwa für Bayern, siehe KRAUS u. a. 2011) lassen das Ausmaß nur erahnen. Zur Verbesserung und Professionalisierung der Versorgungssituation dieser Personen sollten Kooperationen der verschiedenen ambulanten Hilfesysteme überlegt und diskutiert werden.

(Teil-)stationäre Behandlungsangebote für Menschen mit Glücksspielstörungen

In Deutschland stellt die Arbeit in der medizinischen Rehabilitation der Suchterkrankungen, also der (teil-)stationären suchttherapeutischen Behandlung, einen Spezialbereich der Suchthilfe mit eigener historischer Tradition dar, in der Sozialarbeiterinnen und Sozialarbeiter psychotherapeutisch tätig werden können (FRANK 2012).

Je nach primärer Indikationsstellung werden Glücksspielende in Rehabilitationskliniken entweder mit den Schwerpunkten Psychosomatik oder Suchtmedizin behandelt. Steht die psychiatrische oder psychosomatische Störung nach Einschätzung der vermittelnden Fachstelle in der sozialmedizinischen Diagnosestellung im Vordergrund, so findet die Behandlung in der Psychosomatik statt, steht die Störung des Glücksspielverhaltens selbst im Vordergrund, so wird die Rehabilitation in einer Suchtfachklinik durchgeführt.

In Deutschland sind die Krankenkassen und **Finanzierung** ⤵ Rentenversicherungsträger für die Behandlungsfinanzierung zuständig und haben dazu Empfehlungen erarbeitet. Diese regeln die von Rehabilitationsdienstleistern in Zusammenhang mit der Behandlung von Glücksspielstörungen vorzuhaltenden Rahmenbedingungen. Die Indikationsstellung für eine stationäre Rehabilitation ist unter folgenden Bedingungen gegeben:

- keine ausreichende unterstützende Funktion des sozialen Umfelds,
- Fehlen einer stabilen Wohnsituation,
- voraussichtliche Notwendigkeit spezifischer Leistungen zur Vorbereitung der beruflichen Wiedereingliederung,
- fehlende Fähigkeit zur aktiven Mitarbeit, zur regelmäßigen Teilnahme und zur Einhaltung des Therapieplans im Rahmen der ambulanten Rehabilitation,
- aktuelle Unfähigkeit, während einer ambulanten Rehabilitation Glücksspielabstinenz einzuhalten.

In allen anderen Fällen ist eine ambulante oder ganztägig ambulante (teilstationäre) Rehabilitation indiziert.

Die Rehabilitationsfähigkeit (aktive Teilnahme- **Prognose** ⤵ möglichkeit, körperliche und psychische Belastbarkeit, Introspektions- und Verbalisierungsfähigkeit, Ausschluss von akuten Psychosen und Suizidalität) der antragstellenden Person und eine zu erwartende positive Rehabilitationsprognose stellen die Voraussetzungen für die Gewährung einer Rehabilitationsleistung dar. Zu Letzterer wird auch die Motivation zur Erreichung des Abstinenzziels gerechnet. Inwieweit diese absolute Forderung den aktuellen wissenschaftlichen Erkenntnissen entspricht, darf durchaus kritisch bewertet werden. So wären nach dieser Definition Menschen, die planen, auf Basis von Selbstkontrollprogrammen »kontrolliert-reduziert« Glücksspiele zu tätigen, von glücksspielspezifischen Rehabilitationsangeboten – hier: (teil-)stationär wie ambulant – ausgeschlossen.

Die Behandlungsdauern der stationären Rehabilitationsmaßnahmen bewegen sich zwischen sechs und zwölf Wochen. Für die Hilfesuchenden selbst, aber auch für die vermittelnden Institutionen ist es oft schwer verständlich, warum die Kostenübernahmen für Rehabilitationsbehandlungen in einer psychosomatischen Fachklinik für kürzere Zeiträume genehmigt werden als für Behandlungen in spezialisierten Suchtfachkliniken.

Bislang kann es durchaus vorkommen, dass ab Kostenübernahmeerklärung zwischen zwei und fünf Monate auf einen geeigneten stationären Behandlungsplatz gewartet werden muss. Da sich zunehmend Fachkliniken konzeptionell auf die Behandlung von glücksspielgestörten Menschen ausrichten, besteht die wohl berechtigte Hoffnung, dass sich dieses Problem nach und nach auflöst.

Einen interessanten Vergleich haben Anja BISCHOF und Kollegen (2015) angestellt. Sie verglichen Personen, die Rehabilitationsleistungen in Anspruch genommen, mit Personen, die andere oder keine Hilfen erhalten hatten. Die Wissenschaftler fanden unter anderem heraus, dass die Inanspruchnahme einer Rehabilitation im Glücksspielbereich erst mit fortgeschrittenem Stadium der Störung geschieht und dass der Inanspruchnahme eine längere Dauer der Glücksspielstörung und ein erhöhter sozialer Druck zur Inanspruchnahme vorausgeht. Die Rehabilitanden haben in der Regel wesentliche psychische Belastungsfaktoren, Angststörungen treten gehäuft auf, und es gibt einen nachweislich höheren Hilfebedarf. Folglich gilt es für die dargestellten Zielgruppen, je nach Störungsausprägung und Ausmaß der Gesamtproblematik differenzierte Behandlungskonzepte weiterzuentwickeln.

Beratungsangebote und Hilfenetzwerke im digitalen Kontext

Die Weiterentwicklung der digitalen Welt führt auch zu einer (sinnvollen) Weiterentwicklung der Beratungsangebote. So haben sich zuletzt interaktive Beratungsangebote, Chatmöglichkeiten und Internetforen entwickelt, die entweder ausschließlich oder kombiniert mit klassischen Beratungsangeboten zur Verfügung stehen. Hier ein gelungenes Beispiel aus der Praxis:

BEISPIEL → Frau N. kommt in eine ambulante Beratungsstelle und berichtet, dass sie vor gut einem Jahr an dem vierwöchigen Online-Beratungsprogramm von www.check-dein-spiel.de teilgenommen habe. Anschließend sei sie fast ein Jahr glücksspielfrei gewesen. Jetzt sei sie seit Kurzem rückfällig. Über den Informationsbutton der genannten Internetseite habe sie auch die Adresse der Beratungsstelle erhalten und wollte sich nun doch noch persönliche Unterstützung holen.

Digitale Unterstützungsangebote können mehrere Funktionen erfüllen. Sie bieten anonymisiert Informationen rund um die Glücksspielproblematik sowie die Möglichkeit, sich mit anderen betroffenen Personen im Rahmen von Foren auszutauschen oder sich professionell über Chats beraten zu lassen. Zudem gibt es strukturierte – auf dem Prinzip des E-Learning aufgebaute – interaktive Beratungsangebote. Eine kleine Auswahl nützlicher Internetadressen findet sich im Anhang.

Noch gibt es erst wenige Untersuchungen zur Wirksamkeit dieser Angebote. Klar ist aber, dass generell zu wenig Personen über die klassischen Hilfeangebote erreicht werden und die digitalen Angebote auch deshalb eine geeignete Ergänzung darstellen. Es ist wahrscheinlich, dass mit der Verknüpfung von persönlichen und digitalen Beratungshilfen die Effektivität und damit der Behandlungserfolg erhöht werden kann. Es wäre schön, wenn dafür noch mehr wissenschaftliche Forschung betrieben würde.

Hilf dir selbst – dann helfen dir auch andere

Das professionelle Hilfesystem hat bei der Verbesserung der Situation von Menschen mit Glücksspielstörungen und deren Angehörigen eine wichtige Bedeutung. Eine weit größere Zahl an Personen wird aber nicht erreicht und ist deshalb noch mehr auf ein eigenverantwortliches Anstoßen von Veränderungsbemühungen angewiesen. Hierbei gibt es zwei Möglichkeiten: zum einen den Selbstausstieg, im Sinne eines selbstständig durchgeführten Selbstmanagementprozesses, und zum anderen die Selbsthilfe als klassisches Verfahren der Gesundheitsförderung bzw. der Suchthilfe. ↗ Unterstützungssysteme, Seiten 87, 104 f., 134

Selbstausstieg

Verschiedene wissenschaftliche Untersuchungen zeigen, dass es nahezu 80 Prozent der Personen, die jemals in ihrem Leben von gestörtem Glücksspielverhalten betroffen waren, gelingt, ihre Spielsucht selbstständig in den Griff zu bekommen. Dabei unterscheiden sich diese in der Fachliteratur als »Spontanremittierte« bzw. auch »Selbstheiler« bezeichneten Personen hinsichtlich demografischer und sozialstruktureller Merkmale kaum von den anderen glücksspielgestörten Personen – Jens KALKE und Kollegen (2014) stellen mit ihrer Forschungsarbeit zum Selbstausstieg wichtige Erkenntnisse zur Thematik vor. ↗ Veränderungsabsicht, Seiten 44 f., 77 ff., 90 f.

Kalke und Kollegen beschreiben zum Beispiel, dass es bezogen auf die Glücksspielart kaum Unterschiede zwischen Selbstaussteigern und den Vergleichsgruppen gibt. Bei beiden spielt das Automatenspiel eine wesentliche Rolle (noch mehr bei den Personen mit Bezug zum Hilfesystem). Selbstaussteiger weisen allerdings eine geringere Itemzahl bei einer DSM-IV-Diagnostik auf, sodass davon ausgegangen werden kann, dass das Störungsbild noch nicht in demselben Maße ausgeprägt ist. Dazu passen Hinweise, dass Personen, die Kontakt zum Hilfesystem aufnehmen, stärker durch psychische Störungen und Angstsymptome belastet sind als die Selbstaussteiger (ebd., S. 34).

Es wurde zudem untersucht, wie die betroffenen Personen einen Selbstausstieg geschafft haben.

Die Befragungsergebnisse weisen **Suchtunspezifische Hilfen** ⇁ beispielsweise darauf hin, dass sogenannte suchtunspezifische Hilfen eine wesentliche Bedeutung für den Heilungsprozess haben. Kalke und Kollegen nennen hier insbesondere Schuldnerberatungsstellen, die klassische Lebensberatung, aber auch Selbsthilfebücher und die bereits beschriebenen Informationsangebote aus dem Internet. Trotz der kleinen Stichprobengröße bezüglich der Frauen benennt die Studie zwar nur geringe, aber doch interessante geschlechtsspezifische Unterschiede: So gaben wesentlich mehr weibliche Personen an, von einer Selbstsperre zu profitieren, als die männlichen Befragten, ebenso meinten sie häufiger, vom Rückzug von anderen glücksspielenden Personen zu profitieren.

Selbstheilungsprozesse stehen nach dieser Studie nicht automatisch mit einem mangelnden Angebot im Hilfesystem, einer Angst vor Stigmatisierung (im Sinne einer Etikettierung) oder Zweifel am Erfolg der professionellen Suchthilfe in Verbindung. Dennoch können diese Aspekte bei der Nichtinanspruchnahme professioneller

Hilfen eine Rolle spielen, sodass sich die professionelle Suchthilfe Gedanken um die Zugangswege machen sollte. ↗ **Multiprofessionelle Unterstützung, Seiten 104, 127, 134**

Selbsthilfe

Der bundesdeutsche Fachverband Glücksspielsucht e. V. (www. gluecksspielsucht.de) bietet eine umfangreiche Adressdatenbank, die neben Beratungsstellen und Fachkliniken auch alle dort gemeldeten Selbsthilfegruppen für Glücksspielende und Angehörige beinhaltet. Nach Gerhard MEYER (2012) gibt es in Deutschland mittlerweile etwa zweihundert Selbsthilfegruppen für Glücksspieler. Für Österreich konstatiert Harald OECHSLER (2011) einen Mangel an Selbsthilfe für einige Bundesländer, sodass manche Betroffene lange Wege zur Inanspruchnahme auf sich nehmen müssen.

Bereits seit 1957 besteht die weltweite Bewegung der Anonymen Spieler (Gamblers Anonymous, GA). 1981 wurde in Hamburg auch deutschlandweit die erste GA-Gruppe ins Leben gerufen. In ganz Europa existieren aktuell Gruppen in 22 Ländern. Aber auch Selbsthilfeverbände und Gruppen für stoffgebundene Suchtstörungen haben sich für Menschen mit Glücksspielstörungen geöffnet.

In den Siebzigerjahren wurde die Selbsthilfe verwissenschaftlicht. Es gab erste Effektivitätsstudien und Untersuchungen über Wirkfaktoren der Selbsthilfe.

Gudrun BRAUNEGGER-KALLINGER und Kollegen (2010) typisieren in einer groß angelegten Untersuchung der österreichischen Selbsthilfe unterschiedliche Selbsthilfetypen. Der Typ 1 (»Selbsthilfe«) konzentriert sich dabei vor allem auf den Erfahrungsaustausch und die wechselseitige Unterstützung, agiert lokal und ist überwiegend informell. Beim Typ 2 (»individuelle Unterstützung«) wird die Selbsthilfefunktion um die Unterstützung Einzelner ergänzt, es gibt bestimmte, gewählte Entscheidungsgremien. Beim Typ 3 (»kollektive Interessenvertretung«) kommt zu den beiden ersten Aufgaben noch eine Interessenvertretung durch spezifische Aktivitäten. Diese Gruppen agieren über komplexere Organisationsstrukturen (sind etwa in Verbänden organisiert) und nutzen aktiv Massenmedien zur Kommunikation und Werbung.

Selbsthilfegruppen im Bereich Glücksspiel sind zumeist den Typen 1 und 2 zugeordnet. Eine gewisse Anzahl ist auch in Dachverbänden organisiert.

BEISPIEL → Die Spielerselbsthilfegruppe in Stuttgart wurde 2009 durch einen abstinent lebenden Glücksspieler im Zusammenwirken mit der örtlichen Beratungsstelle aufgebaut und richtet sich an Menschen, die eine Therapie absolviert haben und spielfrei leben wollen, bzw. an Menschen, die stabil abstinent sind. Als eine Grundregel definiert die Gruppe den Vorsatz, abstinent von allen Glücksspielmöglichkeiten mit Geldeinsatz oder Gewinnmöglichkeit zu leben. Interessierte Personen haben die Möglichkeit, ein Vorgespräch zu führen. Die Gruppe trifft sich in wöchentlichem Turnus und hat regen Zulauf.

Dass der regelmäßige Besuch einer Selbsthilfegruppe zu einer deutlichen Verbesserung der Behandlungsprognose und einer dauerhaften Stabilisierung des Veränderungsziels beitragen kann, ist mittlerweile hinlänglich erwiesen und längst bei anderen Süchten belegt. Der Hinweis auf den Nutzen des Besuchs einer Selbsthilfegruppe ist deshalb im beraterischen oder therapeutischen Kontext unverzichtbar.

Warum ist Selbsthilfe wirksam? Es gibt verschiedene Gründe:

- Selbsthilfe trägt zur Entwicklung eines kohärenten Blicks der Betroffenen auf ihr Störungsbild bei und hilft, die eigene Lage besser einzuschätzen.
- Selbsthilfeteilnehmende lernen neue und erfolgreichere Verhaltensweisen.
- Selbsthilfe kann den Zugang zu emotionalen Bedürfnissen schaffen.

- Selbsthilfe führt zum Aufbau von Beziehungen und verhindert Isolation.
- Eine regelmäßige Teilnahme führt zu einem positiven Selbstbild und kann die Teilnehmenden mit Stolz erfüllen (Prinzip der Selbstwirksamkeit).
- Selbsthilfe erhöht das Maß an individuellen Bewältigungskompetenzen bezogen auf das Störungsbild.
- Die Fähigkeiten der Selbstwahrnehmung und Selbststeuerung werden verbessert.
- Selbsthilfe ist gelebte Solidarität und trägt zum Erwerb sozialer Kompetenzen bei.
- Selbsthilfe ist gelebte Teilhabe (Unterstützung bei beruflicher Stabilisierung, bei der Freizeitgestaltung etc.).

Zunehmend gibt es Versuche, Angehörigenselbsthilfegruppen zu gründen. Hier ist das Angebotsnetz noch wenig ausgebaut. Für Angehörige empfiehlt es sich, diesbezüglich nähere Informationen bei der wohnortnahen Fachberatungsstelle einzuholen.

Die Bedeutung von Selbsthilfe im Kontext von Glücksspielstörungen kann auf einen einfachen Nenner gebracht werden: Selbsthilfe bei Glücksspielstörungen wird genutzt vor, während, nach oder anstatt Therapie von Konsumentinnen und Konsumenten sowie Angehörigen.

MERKE → **Der Hinweis auf den Nutzen des Besuchs einer Selbsthilfegruppe sollte im beraterischen oder therapeutischen Kontext nicht fehlen. Der regelmäßige Besuch einer Selbsthilfegruppe trägt erheblich zu einer Verbesserung der Behandlungsprognose bei.**

Das Zusammenwirken unterschiedlicher Unterstützungssysteme

Die Vielschichtigkeit des Störungsbildes Glücksspiel erfordert ein besonderes Zusammenwirken unterschiedlicher Professionalitäten. Bereits dargestellt wurde, dass Menschen mit Glücksspielstörungen auch wesentliche psychische Belastungen haben, mit einer erhöhten Wahrscheinlichkeit eine Suizidalität aufweisen können, verschuldet sind und zudem Schwierigkeiten im familiären Kontext zeigen. Somit gibt es etliche Professionen, deren Zusammenarbeit bei der Hilfe potenziell infrage kommt (Abbildung 16).

ABBILDUNG 16   Hilfenetzwerk für Menschen mit Glücksspielstörungen

Medizin	Hausärzte, Fachärzte für Psychiatrie, Mitarbeitende in Einrichtungen der Psychiatrie, psychiatrische Pflegekräfte	Betroffene Personen mit einer Glücksspielproblematik Angehörige, Kinder, Freunde, Arbeitgeber und Kollegen, sonstige nahestehende Personen
Sozialarbeit / Psychologie	Mitarbeitende in Beratungs- und Behandlungsstellen, in spezialisierten Fachkliniken der Rehabilitation, in ambulanten Sozialpsychiatrischen Diensten, in der Wohnungslosenhilfe, in Migrationsdiensten	
Seelsorge	Seelsorgerisch ausgebildete Fachkräfte	
Öffentliche Dienste	Mitarbeitende in Arbeitsämtern / Jobcentern, Sozialämtern, Fürsorgediensten	

Wer mit Beratungsarbeit zu tun hat, kennt die Fallstricke von Kooperationsarbeit oder Netzwerkarbeit zur Genüge. Es fehlen zum notwendigen Zeitpunkt die sinnvollen Schweigepflichtentbindungen oder Kontaktadressen, Mitarbeitende der kooperierenden Stelle sind zum Zeitpunkt nicht erreichbar – bei Rückruf ist man dann selbst nicht erreichbar. Der urlaubsvertretende Kollege ist nicht hinreichend fallinformiert und bittet um Aufschub bis Urlaubsende etc. pp.

Zur Minimierung dieser Fallstricke und zur zielgerichteten Steuerung von Hilfeprozessen hat sich auch im Hilfesystem für Glücksspielende der Begriff des Casemanagements etabliert, einerseits als Strategie im Hilfesystem, andererseits als Einzelfallmethode. Casemanagement als Einzelfallmethode ist dabei ein Koordinierungsprozess von Hilfeleistungen in enger Kooperation mit dem Hilfe suchenden Menschen und geht über die eigentliche Beraterrolle hinaus.

Der konkrete Hilfeprozess ist aufgeteilt in unterschiedliche Schritte:

Intake: Über die Zugangsbedingungen wird informiert.

Assessment: Eine umfangreiche Bedarfsklärung und vollständige Erfassung der Hilfe suchenden Person und ihres Systems findet statt. Das Hilfenetzwerk wird beschrieben und notwendige Kontaktbedingungen werden geklärt.

Zielvereinbarung und Hilfeplanung: Der konkrete Hilfeplanungsprozess wird anhand von möglichst konkreten Zielsetzungen (SMART-Regel: spezifisch, messbar, akzeptiert, realistisch, terminiert) in die Wege geleitet.

Durchführung und Controlling: Die Fortschritte im Hilfeprozess werden kontrolliert und gegebenenfalls angepasst.

Evaluation und Berichtswesen: Es erfolgt eine umfangreiche Berichterstattung bzw. Rechenschaftslegung.

Erfahrungsgemäß kommt nur bei einem gewissen Anteil der Hilfesuchenden ein gesamter Casemanagementprozess zustande, zum Beispiel im Zusammenhang mit einer Vermittlung in eine und Durchführung von einer Behandlung im Rahmen einer Rehabilitationskette (Rehabilitation und Nachsorge- bzw. Teilhabeleistungen).

Ein wesentliches Problem aber bleibt: Nur ein kleiner Teil der Menschen mit Glücksspielstörungen nimmt überhaupt Kontakt zum

Hilfenetzwerk auf. Laut der PAGE-Studie (MEYER u. a. 2011) haben nur 20 Prozent der als pathologisch identifizierten Glücksspielenden jemals Kontakt zum Hilfesystem, 10,5 Prozent gaben weiterführende Hilfen an. Im Umkehrschluss bedeutet dies, dass 80–90 Prozent ohne Kontakt sind.

Auch deshalb kommt dem externen Hilfesystem eine wesentliche Bedeutung zu. Suzanne LISCHER und Kollegen (2014) haben in der Schweiz eine Online-Befragung bei externen Fachpersonen durchgeführt. Sie kommen zu dem Schluss, dass das suchthilfeexterne Hilfesystem eine wichtige Versorgungsressource für die Zielgruppe darstellt, es aber einen Bedarf an kompakt gehaltenen Schulungsmaßnahmen zur Sensibilisierung bezüglich glücksspielspezifischer Probleme gibt. Diese können unter anderem dazu beitragen, dass das Schnittstellenmanagement zum suchtspezifischen Hilfesystem verbessert wird.

MERKE → Es gibt eine Vielzahl geeigneter und auch wirksamer Beratungs-, Behandlungs- und Selbsthilfeansätze für Glücksspielende und deren Angehörige. Leider werden durch diese Maßnahmen bislang nicht ausreichend viele Personen erreicht. Weitere Vernetzungsanstrengungen sollten unternommen und themenbezogene Fortbildungsmaßnahmen im Hilfesystem durchgeführt werden.

Vorbeugende Konzepte

Obwohl es in diesem Buch hauptsächlich um Basiskenntnisse zur Beratung geht, ist es wichtig – wenigstens kurz –, einen Blick auf die unterschiedlichen Präventionsbemühungen rund um die Glücksspielproblematik zu richten.

Bei der Kategorisierung von Prävention hat sich die von Robert S. GORDON (1983) beschriebene Unterscheidung hinsichtlich der anvisierten Zielgruppen bewährt.

Bei der universellen Prävention handelt es **Universelle Prävention** ⤵
sich um Maßnahmen, die der ganzen Bevölkerung zugutekommen
und die in vielen Fällen ohne professionelle Hilfe anwendbar sind,
zum Beispiel die Regeln des Jugendschutzes oder Zugangskontrollen
zu Glücksspielorten. Des Weiteren werden Informationsbroschüren
zu möglichen Folgen des Glücksspiels und andere massenmediale
Kampagnen zur universellen Prävention gezählt. Es wird also keine
spezifische Zielgruppenauswahl getroffen.

Die selektive Prävention richtet sich mit **Selektive Prävention** ⤵
speziellen Angeboten an Risikogruppen, die eine erhöhte Wahrscheinlichkeit dafür aufweisen, eine Störung im Glücksspielverhalten
zu entwickeln. Dazu können Viel- und Langzeitspieler gehören und
ebenso Personen, die nach aktuellen wissenschaftlichen Erkenntnissen ein besonderes Gefährdungspotenzial aufweisen. ⤳ **Gefährdung,**
Seiten 19, 34 ff., 45

Zu möglichen Präventionsmaßnahmen können beispielsweise Selbst-
einschätzungsbögen zum Glücksspielverhalten, die strukturell verankerte Ansprache von auffällig spielenden Personen an Glücksspielorten sowie themenbezogene Veranstaltungen mit Jugendlichen aus
Migrationsfamilien gezählt werden.

Indizierte Prävention zielt auf Risiko- **Indizierte Prävention** ⤵
gruppen und Einzelpersonen ab, die bereits Symptome einer Störung
entwickelt haben. Zu möglichen Präventionsmaßnahmen zählen
Selbstkontrollprogramme, Beratungs- und Behandlungsangebote,
die Durchführung einer Geldverwaltung oder eingeleitete Glücks-
spielsperren.

Jugendschutz muss sein

Dem Jugendschutz und dessen Einhaltung kommt eine besondere Bedeutung zu. Die Einhaltung von Kinder- und Jugendschutz-
maßnahmen durch Anbieter von Glücksspielen ist eine gesetzlich

verankerte Notwendigkeit. Tatsächlich werden Mitarbeitende von Glücksspielanbietern darin geschult, Jugendschutzbestimmungen zu erlernen und diese umzusetzen. Erste Praxistests in Bremen (MEYER 2015) zeigten, dass Ausweiskontrollen noch in viel zu geringem Maße (26 Prozent) vom Spielhallenpersonal durchgeführt werden und es noch deutlichen Verbesserungsbedarf gibt. Hier sollte es eine ausgewogene Balance zwischen dem Ausbau staatlicher Kontrollen (wie von Meyer gefordert) und verantwortungsvoller Selbstverpflichtung der Glücksspielanbieter geben.

Als einen »verhaltenspräventiven Flickenteppich mit einer Vielzahl unkoordinierter Einzelmaßnahmen« bezeichnet Tobias HAYER (2012, S. 240) die Bemühungen der Prävention für Schüler und junge Erwachsene und bemängelt zudem die fehlende wissenschaftliche Evaluierung der sich bislang auf dem Markt befindlichen Angebote. Diese Defizite sind sowohl national als auch international festzustellen. Er definiert deshalb wesentliche Kriterien für eine idealtypische Suchtprävention im Glücksspielbereich. Unter anderem muss Suchtprävention empiriegestützt, theoriegeleitet, vernetzt, frühzeitig beginnend, interaktiv, Alternativen schaffend, passgenau, nachhaltig angelegt und effektiv sein sowie dabei sowohl die Verhaltens- als auch die Verhältnisebene (hier zum Beispiel über die Einflussnahme der Gesetzgebung) beinhalten.

Sozial verantwortliches Glücksspielverhalten

Ein für die Prävention von glücksspielbezogenen Problemen nachhaltiger Ansatz, der unterschiedlichste Präventionsmaßnahmen in ein Gesamtkonzept integriert, ist das »Responsible Gambling«.

Der von Alex BLASZCZYNSKI und Kollegen 2004 veröffentlichte Ansatz vereint Aspekte von universeller, selektiver und indizierter Prävention. Hierbei soll ein Zusammenwirken von Konsumenten, Glücksspielindustrie, Gesundheitswesen und staatlichen Institutionen folgende Zielsetzungen verfolgen:

- die Verpflichtung zur Reduktion der Auftretenswahrscheinlichkeit von Glücksspielstörungen;
- die Identifikation gemeinsamer Ziele mit daraus abgeleiteten Handlungsplänen (in angemessenen Zeitfenstern);
- die Verpflichtung, unter Einbeziehung wissenschaftlicher Erkenntnisse öffentliche Maßnahmen zu entwickeln;
- Zielvorgaben und Handlungspläne werden wissenschaftlich evaluiert und auf Basis der Evaluationsergebnisse angepasst.

Das Konzept des Responsible Gambling basiert auf einer Reihe von Grundannahmen. Es wird zum Beispiel festgehalten, dass eine sichere Spielteilnahme (also Glücksspiel durchführen zu können, ohne grundsätzlich gefährdet zu sein) möglich ist, was vor allem unter Fachleuten in der Suchthilfe durchaus umstritten ist. Die Teilnahme am Glücksspiel beinhaltet einen Aspekt an Erholung sowie möglichen sozialen und ökonomischen Gewinn für den Einzelnen und die Gemeinschaft. Dennoch gibt es Spielteilnehmende, zugehörige Familienmitglieder und sonstige Personen, die erhebliche Folgeschäden durch exzessives Glücksspielen erleiden.

Der soziale Gesamtgewinn des Glücksspiels sollte die sozialen Gesamtkosten des Spielens übersteigen. Um dieses Ziel zu erreichen und nötige Ressourcen effektiv einzusetzen, wird bei diesem Ansatz die Frage gestellt, auf welche Gruppe von Personen ein Responsible-Gambling-Programm abzielen sollte. Während die Mehrheit der Personen Glücksspielangebote in einer angemessenen und verantwortungsbewussten Weise nutzt, entwickelt eine Minderheit Probleme mit dem Glücksspiel. Entsprechend ordnet der Ansatz des Responsible Gambling Personen nach ihrem potenziellen Risiko, glücksspielbezogene Probleme zu entwickeln, auf einem Risikokontinuum ein.

Nichtspieler haben dabei ein eher geringes Risiko, regelmäßige Spieler ein mittleres bis hohes Risiko. Auch wenn Letztere möglicherweise zeitweise mehr spielen als von ihnen beabsichtigt, bleibt das gesamte Spielverhalten in den genannten Bereichen ohne wesentliche glücksspielbezogene Schwierigkeiten.

Nur eine Minderheit an Glücksspielenden entwickelt letztlich glücksspielbezogene Probleme. Präventionsstrategien sollten laut den Autoren dann vorrangig auf Glücksspielende im hohen Risikobereich ausgerichtet sein, um eine weitere Problematisierung zu verhindern.

Wie das Spiel,
so die Hilfen – Ausblick

Wie werden sich die Beratungs- und Behandlungsangebote weiterentwickeln? Einige Aspekte wurden bereits im Verlauf der Ausführungen im Buch angesprochen, andere sollen in diesem abschließenden Ausblick noch kurz skizziert werden.

Im Bereich der Diagnostik wird es sich zeigen, inwieweit die Terminologie der Störung aus dem DSM-5 auch in der neuen ICD-11 aufgenommen wird. Ebenso, ob die nosologische Einordnung eine vereinheitlichte Klassifizierung zu den suchtbezogenen Störungsbildern ermöglicht. Dies wäre nach meiner aktuellen Sicht auf die Dinge zu befürworten.

Bislang sind die Beratungs- und Behandlungsergebnisse bei Glücksspielstörungen noch nicht hinreichend erforscht. So gibt es eher wenig belastbare Aussagen zur Rückfallforschung oder zu den Prognosen von Ansätzen zum kontrollierten Glücksspiel.

Sinnvollerweise fortgesetzt werden sollen Forschungen, die die große Gruppe der Glücksspielenden differenzieren und daraus differenzielle Beratungs- und Behandlungsstrategien entwickeln. Hier lohnt sich auch ein noch genauerer Blick auf Menschen, die als sogenannte Selbstaussteiger den Weg aus einer Glücksspielstörung ohne Hilfe oder mit minimalen Interventionen gefunden haben. Weiterhin gehört die Vertiefung der spezifischen Resilienzforschung dazu, also die Untersuchung von Merkmalen, die Personen aufweisen, die an sich höher gefährdet sind, eine Glücksspielstörung zu entwickeln, und in der Realität dennoch ein unproblematisches Glücksspielverhalten aufweisen.

Bislang viel zu wenig im Fokus der Betrachtung sind Glücksspielerinnen und Glücksspieler, die älter als 65 Jahre sind. Unverständ-
licherweise werden diese Personen aktuell nicht durch die gängigs-
ten Statistikerhebungen zahlenmäßig erfasst, geschweige denn die
altersspezifischen Bedürfnisse bei der Ausgestaltung des Hilfesystems
(von wenigen Ausnahmen abgesehen) berücksichtigt. In Anbetracht
der demografischen Entwicklung gibt es hier kapitalen Nachhol-
bedarf.

Hilfeangebote für langjährig chronisch glücksspielende Personen,
die trotz etlicher Hilfemaßnahmen keinen nachhaltigen Erfolg ver-
buchen können, gilt es zu überprüfen und auszubauen. Bezogen auf
stoffgebundene Süchte gibt es bereits spezialisierte Hilfeangebote
für die Gruppe der »Chroniker«, im Glücksspielbereich hingegen
nicht. Hier wird vor allem der bereits skizzierten Vernetzung von
Hilfeinstitutionen eine besondere Bedeutung zukommen. Spannend
sind zudem Überlegungen, ob und, wenn ja, wie ein aufsuchendes
Hilfesystem für Glücksspielpersonen aussehen könnte.

Nachgewiesenermaßen ist ein Hauptwirkfaktor von Hilfeansätzen
die persönliche Beziehung zwischen helfender und Hilfe suchender
Person. Es ist wahrscheinlich, dass die Ergebnisse und Behandlungs-
prognosen noch verbessert werden können, wenn eine sinnvolle
Verbindung von persönlichen und medialen Beratungsmethoden
geschaffen werden kann. So könnten zum Beispiel Auffrischungs-
angebote über elektronische Lernprogramme in Verbindung mit
ausschleichend geplanten persönlichen Interventionen zu einer Ef-
fizienzsteigerung der nachstationären Behandlung führen.

Ebenso gilt es, auf die zunehmende Verlagerung hin zu Online-
Glücksspielen ein Augenmerk zu lenken. Wie erreicht das Hilfesystem Menschen, die nicht mehr in Spielhallen, Spielbanken, Gaststätten etc. sitzen, sondern überall auf der Welt auf ihre Spielformen
zugreifen können?

Hierzu gilt es festzuhalten: Wie im Spiel, so steckt auch in der Weiterentwicklung von Hilfen für glücksspielende Menschen eine gewisse Spannung, weil der Fortgang der weiteren Entwicklung nur bedingt berechenbar und somit hinsichtlich vieler Aspekte offen ist.

Der Ausblick auf mögliche Forschungs- und Entwicklungsfragen ist die eine Seite. Auf der anderen möchte ich Ihnen als Leserinnen und Leser gerne empfehlen, sich in das Denken, Fühlen und Handeln einer glücksspielenden Person hineinzuversetzen. Im Rahmen meiner Hochschulvorlesungen habe ich jeweils eine Gruppe von Studierenden mit einem Geldbetrag (5 Euro) in eine Spielhalle geschickt. Dies mit einem speziellen Auftrag: »Lassen Sie sich von Spielhallenpersonal genau über die Bedingungen und Vorschriften zum Glücksspiel bzw. zur Funktion des Glücksspielautomaten informieren. Beenden Sie Ihren Spielvorgang entweder, wenn die 5 Euro verspielt sind, oder spätestens nach genau dreißig Minuten Spielzeit.«

Sollten Sie, liebe Leserinnen und Leser, bislang noch keine Erfahrungen mit Glücksspielen gesammelt haben, dann versuchen Sie es doch mit diesem Auftrag auch mal. Ob Sie die dreißig Minuten Spielzeit einhalten werden?

Ausgewählte
Literatur

ANDERSON, C. M.; HOGARTY, G. E.; REISS, D. J. (1980): Family
treatment of adult schizophrenic patients: A psycho-educati-
onal approach. In: *Schizophrenia Bulletin*, 6, S. 490–515.

Arbeitsgemeinschaft »Suizidalität und Psychiatrisches Krankenhaus« (2011): Empfehlung zur Diagnostik und zum Umgang
mit Suizidalität in der stationären psychiatrisch-psychothera-
peutischen Behandlung. In: *Suizidprophylaxe*, 38, 4, S. 166–170.

ARKOWITZ, H.; WESTRA, H. A.; MILLER, W. R.; ROLLNICK, S.
(2010): Motivierende Gesprächsführung bei der Behandlung
psychischer Störungen. Weinheim.

BATTHYÁNY, D.; PRITZ, A. (2009): Rausch ohne Drogen.
Substanzungebundene Süchte. Wien.

BECKER, T.; WÖHR, A.; TSAROUHA-WIESMANN, M. (2013):
Kognitive Irrtümer, Diskontierungsverhalten und die Rolle
des Geldes. In: BUTH, S.; KALKE, J.; REIMER, J. (Hg.):
Glücksspielsuchtforschung in Deutschland. Freiburg,
S. 177–198.

BENSEL, W.; TUNCAY, M. (2013): Beratung und Behandlung
von Glücksspielern mit türkisch-orientalischem Migrationshintergrund. In: PETRY, J.; (Hg.): Differentielle Behandlungsstrategien bei pathologischem Glücksspielen. Freiburg,
S. 156–168.

BISCHOF, G. (2012): Hilfen für Angehörige Suchtkranker jenseits des Co-Abhängigkeitsmodells: Das Community Reinforcement-basierte Familien Training CRAFT. In: *Sucht Aktuell*, 3, S. 36–41.

BISCHOF, A.; MEYER, C.; BISCHOF, G.; JOHN, U.; RUMPF, H. J. (2015): Inanspruchnahme von Rehabilitationsleistungen bei pathologischen Glücksspielern. In: *Suchttherapie*, 16, 1, S. 9–17.

BISCHOF, A.; MEYER, C.; BISCHOF, G.; KASTIRKE, N.; JOHN, U.; RUMPF, H. J. (2012): Inanspruchnahme von Hilfen bei Pathologischem Glücksspielen – Befunde der PAGE-Studie. In: *Zeitschrift Sucht* 58, 6, S. 369–377.

BISCHOF, G.; BISCHOF, A.; MEYER, C.; JOHN, U.; RUMPF, H.-J. (2013): Prävalenz der Internetabhängigkeit – Diagnostik und Risikoprofile (PINTA-DIARI). Kompaktbericht an das Bundesministerium für Gesundheit. Lübeck, S. 1–9.

BLASZCZYNSKI, A.; NOWER, L. (2002): A pathways model of problem and pathological gambling. In: *Addiction*, 97, S. 487–499.

BLASZCZYNSKI, A.; LADOUCEUR, R.; SHAFFER, H. D. (2004): A science-based framework for responsible gambling: The Reno model. In: *Journal of Gambling Studies*, 20, 3, S. 301–317.

BLASZCZYNSKI, A.; STEEL, Z. (1998): Personality disorders among pathological gamblers. In: *Journal of Gambling Studies*, 14. S. 51–71.

BOLEN, D. W.; BOYD, W. H. (1968): Gambling and the gambler: A review and preliminary findings. In: *Archives of General Psychiatry*, 18, S. 617–630.

BOWEN, S.; CHAWLA, N.; MARLATT, A. G. (2012): Achtsamkeitsbasierte Rückfallprävention bei Substanzabhängigkeit. Das MBRP-Programm. Weinheim.

BRAUNEGGER-KALLINGER, G.; FORSTER, R.; NOWAK, P. (2010): Selbsthilfe in Österreich – Ergebnisse einer umfassenden empirischen Studie. In: DAGSHG e.V. (Hg.): Selbsthilfegruppenjahrbuch. Gießen, S. 176–188.

BUCHNER, U.; KOYTEK, A.; GOLLARD, T.; ARNOLD, M.; WODARZ, N. (2013): Angehörigenarbeit bei pathologischem Glücksspiel. Das psychoedukative Entlastungstraining ETAPPE. Göttingen.

BÜHRINGER, G. (2015): Glücksspiele und Verbraucherschutz. In: Eurectiv.de. (Hg.): Glücksspiel und Verbraucherschutz: Regulierung vor neuen Herausforderungen. Berlin.

Bundesministerium für Finanzen/Österreich (2010–2013): Glücksspielbericht. Wien.

Bundeszentrale für gesundheitliche Aufklärung (2013): Total verzockt?! – Infos zur Glücksspielsucht für Jugendliche und junge Erwachsene. Köln.

BUTH, S.; KALKE, J.; REIMER, J. (Hg.) (2013): Glücksspielsuchtforschung in Deutschland. Freiburg.

Caritasverband für die Diözese Osnabrück e. V. (2011): SKOLL – Selbstkontrolltraining – für den verantwortungsbewussten Umgang mit Suchtstoffen und anderen Suchtphänomenen. Osnabrück.

CUNNINGHAM, J. A.; HODGINS, D. C.; TONEATTO, T. (2009): Natural history of gambling problems: Results from a general population survey. In: *Sucht*, 55, 2, S. 98–103.

Deutsche Hauptstelle für Suchtfragen (2013): Pathologisches Glücksspielen. Band 6. Hamm.

DENZER, P.; PETRY, J; BAULIG, T.; VOLKER, U. (1995): Pathologisches Glücksspiel: Klientel und Beratungs-/Behandlungsangebot. In: Deutsche Hauptstelle gegen die Suchtgefahren (Hg.): Jahrbuch Sucht. Geesthacht, S. 279–295.

DiClemente, C. C.; Prochaska, J. O.; Fairhurst, S. K.; Velicer, W. F.; Velasquez, M. M.; Rossi, J. S. (1991): The process of smoking cessation: An analysis of precontemplation, contemplation, and preparation stages of change. In: *Journal of Consulting and Clinical Psychology*, 59, 2, S. 295–304.

Diskin, K. M.; Hodgins, D. C. (2009): A randomized controlled trial of a single session motivational intervention for concerned gamblers. In: *Behaviour Research and Therapy*, 47, S. 382–388.

Dilling, H.; Mombour, W.; Schmidt M. H. (2011): Internationale Klassifikation psychischer Störungen: ICD-10 Kapitel V (F). Klinisch-diagnostische Leitlinien. Bern u. a.

Dilling, H.; Mombour, W.; Schmidt, M. H. (2015): Internationale Klassifikation psychischer Störungen: ICD-10 Kapitel V (F). Klinisch-diagnostische Leitlinien. Bern u. a.

Dostojewski, F. M. (1921): Der Spieler. Leipzig.

Falkai, P.; Wittchen, H.-U. (Hg.) (2014): Diagnostisches und Statistisches Manual Psychischer Störungen – DSM-5. Göttingen.

Feindel, H.; Sobottka, B. (2013): Die Behandlung von Glücksspielern mit pathologischem PC-/Internet-Gebrauch. In:
Petry, J. (Hg): Differentielle Behandlungsstrategien bei pathologischem Glücksspielen. Freiburg, S. 143–154.

Frances, A. (2013): Normal. Gegen die Inflation psychiatrischer Diagnosen. Köln.

Frank, A. (2012): Medizinische Rehabilitation bei Alkoholabhängigkeit. In: Abstein, H. J. (Hg.): Methoden der Sozialarbeit in unterschiedlichen Arbeitsfeldern der Suchthilfe. Freiburg, S. 71–84.

FÜCHTENSCHNIEDER-PETRY, I.; PETRY, J. (2010): Game over. Ratgeber für Glücksspielsüchtige und ihre Angehörigen. Freiburg.

GASTINGER, S.; ABSTEIN, H.-J. (2012): Methoden der Sozialarbeit in unterschiedlichen Arbeitsfeldern der Suchthilfe. Freiburg.

GAULS, F. (2013): Migration und Glücksspielsucht – Wenn der »Spielteufel« junge Männer befällt. In: *PARTNERschaftlich – Infodienst*, 3, S. 16 – 17.

GORDON, R. (1983): An operational classification of disease prevention. In: *Public Health Report*, 98, S. 107 – 109.

HÄFELI, J.; SCHNEIDER, C. (2003): Versorgungssituation von Glücksspielsüchtigen in der Schweiz. Eine Bestandsaufnahme. Luzern.

HAYER, T. (2012): Jugendliche und glücksspielbezogene Probleme. Schriftenreihe zur Glücksspielforschung. Frankfurt a. M.

HECKHAUSEN, H.; GOLLWITZER, P. M.; WEINERT, F. E. (Hg.) (1987): Jenseits des Rubikon. Der Wille in den Humanwissenschaften. Berlin.

HILL, B. (2010): Kompetenzen in der Selbsthilfegruppenarbeit. In: DAGSHG e.V. (Hg.): Selbsthilfegruppenjahrbuch. Gießen, S. 66 – 78.

HUIZINGA, J. (1956): Homo Ludens. Vom Ursprung der Kultur im Spiel. Berlin.

KALKE, J.; BUTH, S.; MILIN, S.; MOLLENHAUER, S. (2014): Selbstheilung bei pathologischen Glücksspielern. Eine empirische Untersuchung zu den Möglichkeiten, mit Hilfe von Spielerschutzmaßnahmen Selbstheilungsprozesse zu initiieren und zu fördern. Hamburg.

KALKE, J.; BUTH, S.; ROSENKRANZ, M.; SCHÜTZE, C.; OECHSLER, H.; VERTHEIN, U. (2011): Glücksspiel und Spielerschutz in Österreich. Freiburg.

KANFER, F. H.; REINECKER, H.; SCHMELZER, D. (2000): Selbstmanagement-Therapie. Ein Lehrbuch für die klinische Praxis. Berlin.

KÖRKEL, J. (2012): 30 Jahre Motivational Interviewing: Eine Übersicht und Standortbestimmung. In: Suchttherapie, 13, 3, S. 108–118.

KÖRKEL, J. (2015): Kontrolliertes Trinken bei Alkoholkonsumstörungen: Eine systematische Übersicht. In: Sucht, 61, 3, S. 147–174.

KRAUS, L.; SASSEN, M.; KROHER, M.; TAQI, Z.; BÜHRINGER, G. (2011): Beitrag der Psychologischen Psychotherapeuten zur Behandlung pathologischer Glücksspieler: Ergebnisse einer Pilotstudie in Bayern. In: Psychotherapeutenjournal, 2, S. 152–156.

KREH, O.; LEVAS, J. (2015): Nüchtern-Atmen? Einführung eines Achtsamkeitstrainings in der stationären Suchtrehabilitation. In: Suchttherapie, 16, 2, S. 69–74.

KULBARTZ-KLATT, Y. J.; LINDENMEYER, J. (2012): Manual und Materialsammlung für die Beratung pathologischen Glücksspielverhaltens. Potsdam.

KUNERT, H. J.; VON MAJEWSKI, M. (2013): Die Behandlung von Glücksspielern mit psychotischer Störung. In: PETRY, J. (Hg.): Differentielle Behandlungsstrategien bei pathologischem Glücksspielen. Freiburg, S. 127–142.

LAGING, M. (2009): Die Inanspruchnahme formeller Hilfe durch Menschen mit problematischem oder pathologischem Glücksspielverhalten. In: Suchttherapie, 10, 2, S. 68–74.

LESIEUR, H.; CUSTER, R .L. (1984): Pathological gambling. Roots, phases and treatment. In: FREY, J. H., EADINGTON, W. R.: (Hg.): Gambling. Views from the social sciences. S. 146–156.

LINDNER, R.; FIEDLER, G.; GÖTZE, P. (2003): Diagnostik der
Suizidalität. In: *Deutsches Ärzteblatt*, 100, 15, A 1004–A 1009.

LISCHER, S.; HÄFELI, J.; VILLINGER, S. (2014): Sensibilisierung
der Fachpersonen des externen Versorgungssystems für
glücksspielsuchtspezifische Probleme. In: *Sucht*, 60, 5,
S. 289–296.

LÖER, W.; SCHÄFER, R. (2011): René Schnitzler: Zockerliga –
ein Fußballprofi packt aus. Gütersloh u. a.

LORAINS, F. K.; COWLINSHAW, S.; THOMAS, S. A. (2011):
Prevalence of comorbid disorders in problem and pathological gambling: Systematic review and meta-analysis of
population surveys. In: *Addiction* 106, 3, S. 490–498.

MAJUNTKE, I. (2015): In einer Spirale nach oben – Arbeitshilfe
zur Reduktion des eigenen Glücksspielverhaltens. Hannover.

MANEJWALA, O. (2014): Haben wollen! Wie das Gehirn unsere
Begierden steuert. Bern.

MAYFIELD, D.; MCLEOD, G.; HALL, P. (1974): The CAGE
questionnaire: Validation of a new alcoholism instrument.
In: *American Journal of Psychiatry*, 131, S. 1121–1123.

MEYER, C.; RUMPF, H.-J.; KREUZER, A.; DE BRITO, S.; GLORIUS, S.;
JESKE, C.; u. a. (2011): Pathologisches Glücksspielen und Epidemiologie (PAGE): Entstehung, Komorbidität, Remission und
Behandlung. Endbericht an das Hessische Ministerium
des Inneren und für Sport. Greifswald.

MEYER, G.; BACHMANN, M. (2005): Spielsucht. Ursachen und
Therapie. Berlin.

MEYER, G. (2012): Glücksspiel – Zahlen und Fakten. In:
Deutsche Hauptstelle für Suchtfragen e.V. (Hg.): Jahrbuch
Sucht. Lengerich, S. 125–143.

MEYER, G. (2015): Glücksspiel – Zahlen und Fakten. In:
Deutsche Hauptstelle für Suchtfragen (Hg.): Jahrbuch Sucht.
Lengerich.

MEYER, G.; BACHMANN, M. (2013): Spielsucht. Ursachen, Therapie und Prävention von glücksspielbezogenem Suchtverhalten. Berlin.

MEYER, G.; HÄFELI, J.; MÖRSEN, C.; FIEBIG, M. (2010): Die Einschätzung des Gefährdungspotentials von Glücksspielen: Ergebnisse einer Delphie-Studie und empirischen Validierung der Beurteilungsmerkmale. In: *Sucht*, 56, 6, S. 405–414.

MEYER, G.; VON MEDUNA, M.; BROSOWSKI, T. (2015): Spieler- und Jugendschutz in Spielhallen: Ein Praxistest. In: *Sucht*, 61, 1, S. 9–18.

MEYERS, R. J.; SMITH, J. E. (2011): CRA-Manual zur Behandlung von Alkoholabhängigkeit. Köln.

MILLER, W. R; ROLLNICK, S. (2015): Motivierende Gesprächsführung. Freiburg.

MÖRSEN, C. P.; HEINZ, A.; BÜHLER, M.; MANN, K. (2011): Glücksspiel im Gehirn: neurobiologische Grundlagen pathologischen Glücksspielens. In: *Sucht*, 57, 4, S. 259–273.

MUMMENDEY, H. D.; BOLTEN, H.-G. (1985): Die Impression-Management-Theorie. In: FREY, D.; IRLE, M. (Hg.): Theorien der Sozialpsychologie. Band III: Motivations- und Informationsverarbeitungstheorien. Bern u. a., S. 57–77.

NÄTHER, U. (2005): Zur Geschichte des Glücksspiels. Hohenheim.

OECHSLER, H. (2011): Das Hilfesystem für problematische GlücksspielerInnen. In: KALKE, J. u. a. (Hg.): Glücksspiel und Spielerschutz in Österreich. Freiburg, S. 95–118.

ORFORD, J.; COPELLO, A.; VELLEMAN, R.; TEMPLETON, L. (2010): Family members affected by a close relative's addiction: The stress-strain-coping-support model. In: *Drugs: Education, Prevention and Policy*, 17, S1, S. 36–43.

PETRY, J. (1996): Psychotherapie der Glücksspielsucht. Weinheim.

PETRY, J. (Hg.) (2013): Differentielle Behandlungsstrategien bei pathologischem Glücksspielen. Freiburg.

PETRY, N. M.; STINSON, F. S.; GRANT, B. F. (2005): Comorbidity of DSM-IV pathological gambling and other psychiatric disorders: Results from the national epidemiologic survey on alcohol and related conditions. In: *Journal of Clinical Psychiatry*, 66, 5, S. 564–574.

PREMPER, V.; SCHULZ, W. (2008): Komorbidität bei Pathologischem Glücksspiel. In: *Sucht*, 54, 3, S. 131–140.

PREUSS-RUF, U. (2012): Ambulante Suchthilfe in Psychosozialen Beratungsstellen. In: GASTIGER, S.; ABSTEIN, H. J. (Hg.): Methoden der Sozialarbeit in unterschiedlichen Arbeitsfeldern der Suchthilfe. Freiburg, S. 53–70.

PROCHASKA, J. O.; DiCLEMENTE, C. C. (1983): Stages and processes of self-change in smoking: toward an integrative model of change. In: *Journal of Consulting and Clinical Psychology*, 5, S. 390–395.

PROCHASKA, J. O.; DiCLEMENTE, C. C. (2005): The transtheoretical approach. In: NORCROSS, J. C.; GOLDFRIED, M. R. (Hg.): Handbook of psychotherapy integration. New York, S. 147–171.

RABOVSKY, K.; STOPPE, G. (Hg.) (2009): Diagnoseübergreifende und multimodale Psychoedukation. Manual zur Leitung von Patienten- und Angehörigengruppen. München.

REICHERTZ, J.; MÖLL, G.; NIEDERBACHER, A.; HITZLER, R. (2011): Erwartungsräume. Spielkultur in großen und kleinen Spielhallen. Essen.

SCHEIBLICH, W. (2004): Soziale Integration: Aufbau sozialer Netze/Förderung der Beziehungsfähigkeit. In: BÜRKLE, S. (Hg.): Nachsorge in der Suchthilfe. Freiburg, S. 123–137.

SCHWARZ, J.; LINDNER, A. (1990): Die stationäre Behandlung pathologischer Glücksspieler. In: *Suchtgefahren*, 36, S. 402–415.

SCHWICKERATH, J.; SIMONS, A.; SENFT, W. (2004): Frauen und pathologisches Spielen – Erfahrungen aus der klinischen Praxis. In: *Praxis Klinische Verhaltenstherapie und Rehabilitation*, 17, 2, S. 88–94.

SLUZKI, C. (1979): Migration and familiy conflict. In: *Family Process*, 18, 4, S. 379–390.

SMITH, J. E.; MEYERS, R. J. (2009): Mit Suchtfamilien arbeiten. CRAFT: Ein neuer Ansatz für die Angehörigenarbeit. Bonn.

Sparkasse Finanzgruppe. Beratungsdienst Geld und Haushalt (Hg.) (2015): Mein Haushaltsbuch. Berlin.

SPITZER, M. (2004): Selbstbestimmen. Gehirnforschung und die Frage: Was sollen wir tun? Heidelberg.

STEENBERGH, T. A.; MEYERS, A. W.; RYAN, K. M.; WHELAN, J. P. (2002): Developement and validation of the gamblers' beliefs questionnaire. In: *Psychology of Addictive Behaviours*, 16, 2, S. 143–149.

STREICH, R. K. (2013): Fit for leadership. Entwicklungsfelder zur Führungspersönlichkeit. Wiesbaden.

TAVARES, H.; ZILBERMAN, M. L.; BEITES, F. J.; GENTIL, V. (2001): Gender differences in gambling progression. In: *Journal of Gambling Studies*, 17, 2, S. 151–159.

WEISS, J. (1995): Clinical applications of control-master-theory. In: *Current Opinion in Psychiatry*, 8, S. 154–156.

WEISS, J.; SAMPSON, H.; Mount Zion Psychotherapy Research Group (1986): The psychoanalytic process: Theory, clinical observations and empirical research. New York, S. 155–162.

WENDT, W. R. (2012): Case-Management im Sozial- und Gesundheitswesen. Eine Einführung. Freiburg.

www.dimdi.de/dynamic/de/klassi/downloadcenter/icd-10-gm/
    version2015. Letzter Aufruf: 11. August 2015.

www.spieler-info.at/article/studie-wieder-wachstum-am-markt-
    fuer-gluecksspiel-sportwetten. Letzter Aufruf: 13. Juni 2015.

www.business24.ch/2014/04/14/ausblick-auf-den-gluecksspielmarkt-
    der-schweiz. Letzter Aufruf: 13. Juni 2015.

ZACHARIAS, W. (1987): Zur Ökologie des Spiels. Spielraum für
    Spielräume. München.

ZANKI, M.; FISCHER, G. (2010): Helpline Glücksspielsucht der
    Medizinischen Universität Wien: Preliminary results with
    the helpline for gambling addiction at the medical university
    of Vienna. In: *Sucht*, 56, 3/4, S. 197–207.

Internetadressen

www.check-dein-spiel.de
www.glücksspielsucht.de
www.spielen-mit-verantwortung.de
www.verspiel-nicht-dein-leben.de

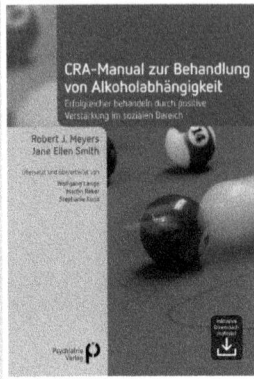

Robert J. Meyers, Jane Ellen Smith
**CRA-Manual zur Behandlung
von Alkoholabhängigkeit**
Erfolgreicher behandeln durch positive
Verstärkung im sozialen Bereich
4. Auflage 2011, 251 Seiten
ISBN Print 978-3-88414-528-9
34,95 € (D) | 36,00 € (A)
ISBN ebook 978-3-88414-755-9, 27,99 €

CRA (Community Reinforcement Approach) ist ein sehr wirksames
verhaltenstherapeutisches Konzept zur Behandlung von Alkohol-
oder Drogenabhängigkeit. Es zielt darauf ab, positive Verstärker
aus dem sozialen, familiären, beruflichen Umfeld oder aus dem
Freizeitbereich zu identifizieren und in den Behandlungsprozess
zu integrieren, sodass die Motivation zum Konsumverzicht gefördert
wird.
Paartherapie, Arbeits- und Freizeitberatung sowie die Erarbeitung
einer Strategie zur Rückfallvermeidung sind Elemente des
Programms, das konkrete Anleitungen für die Gespräche mit
Patient oder Patientin (und auch Partner oder Partnerin) enthält.
Downloadmaterialen erleichtern zudem die Vor- und Nach-
bereitung. Ziel der Behandlung ist es, einen abstinenten Lebensstil
attraktiver zu machen als den Konsum von Rauschmitteln.

»Das Besondere an dem Buch, (...) ist die Vermittlung einer grund-
sätzlichen Haltung eines Therapeuten und die Betonung der
Tatsache, dass Suchtbehandlung immer dann besonders wirksam
ist, wenn sinnstiftendere Zielsetzungen als der bloße Nicht-Konsum
eine tragfähige Veränderungsbasis bewirken können. Diese Haltung
schimmert durch sämtliche Technikschilderungen durch (...). In dem
Horizont der uns bekannten Bücher über Suchtmedizin stellt gerade
dieser Aspekt eine nicht zu überschätzende Besonderheit dar.«
Dr. Stefan Mohr, Sozialpsychiatrische Informationen

Ergänzend dazu:

CRA praktizieren
6 Filme für die Fortbildung
978-3-88414-549-4
89,95 €

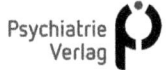

Psychiatrie
Verlag

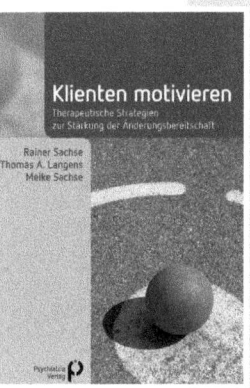

Rainer Sachse, Thomas A. Langens,
Meike Sachse
Klienten motivieren
Therapeutische Strategien zur
Steigerung der Änderungsbereitschaft
2012, 176 Seiten
24,95 €, ISBN Print 978-3-88414-543-2
19,99 €, ISBN eBook 978-3-88414-786-3

Vom Willen zur Tat!
In jeder Therapie stehen sich der Wunsch nach Veränderung
und die Tendenz, alte Gewohnheiten beizubehalten, gegenüber.
Das führt nicht selten zu Stillstand. Aufgabe von Therapeuten
ist es, Motivationsprobleme zu identifizieren und den Willen zur
Veränderung zu fördern.
Dieses Buch stellt innovative und wirksame Techniken zur
Motivationssteigerung vor, wie das Ein-Personen-Rollenspiel
und die Pro-und-Kontra-Diskussion. Beispiele aus der Praxis und
kommentierte Transkripte von Therapiesitzungen ermutigen
zur Anwendung und zeigen, wie auch in scheinbar festgefahrene
Situationen Bewegung kommen kann.

»Das Buch eignet sich hervorragend für Studierende und Prakti-
ker der Sozialen Arbeit, um sich in die theoretischen Grundlagen
der Motivationspsychologie einzuarbeiten und daraus generelle
Strategien für die Motivationsförderung (...) abzuleiten.«
Patrick Zobrist, socialnet.de

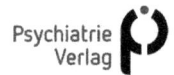

better care:
Neue Reihe für die psychiatrische Pflege

Die Reihe »better care« stellt in konzentrierter und strukturierter Form zentrale Themen der psychiatrischen Pflege dar. Jeder Band liefert fachlich fundiertes Handwerkszeug und unterstützt Pflegefachpersonen in ihrem eigenständigen Handeln.
Entwickelt von Pflegewissenschaftlerinnen und -wissenschaftlern aus Deutschland und der Schweiz orientiert sich die Reihe an den Erkenntnissen der internationalen Fachliteratur und übersetzt diese in pflegerisches Handeln. Beispielhafte Alltagssituationen und hilfreiche Downloadmaterialien zur Pflegeanamnese, Pflegeplanung und Wirksamkeit eingeleiteter Maßnahmen sind praktisch anwendbar.

Herausgegeben von: Manuela Grieser, Michael Schulz und Gianfranco Zuaboni

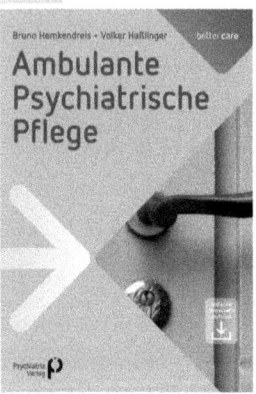

Bruno Hemkendreis, Volker Haßlinger
Ambulante Psychiatrische Pflege
2014, 144 Seiten + Downloadmaterial,
24,95 €, ISBN Print 978-3-88414-579-1
19,99 €, ISBN eBook 978-3-88414-860-0

Der erste Band informiert umfassend und praxisbezogen über Grundlagen und Anforderungen der Ambulanten Psychiatrischen Pflege (APP). Die Autoren fassen zusammen und strukturieren, was Fachkräfte, die in der häuslichen Pflege mit psychisch erkrankten Menschen arbeiten, wissen müssen.

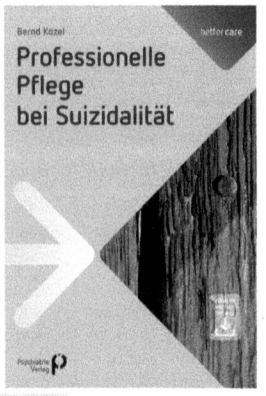

Bernd Kozel
Professionelle Pflege bei Suizidalität
2015, 144 Seiten + Downloadmaterial
24,95 €, ISBN Print 978-3-88414-578-4
19,99 €, ISBN eBook 978-3-88414-861-7

Eine gute Beziehung ist der wichtigste Faktor bei der Suizidprävention. Der zweite Band zeigt, wie Pflegefachpersonen Suizidalität und dysfunktionale Denkmuster erkennen und Betroffene dabei unterstützen können, wieder Kontakt zum Leben herzustellen.

Rüdiger Noelle
Grundlagen und Praxis gerontopsychiatrischer Pflege
2015, 168 Seiten + Downloadmaterial
24,95 €, ISBN Print 978-3-88414-624-8
19,99 €, ISBN eBook 978-3-88414-869-3

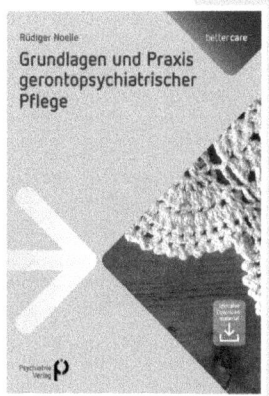

Der dritte Band beschäftigt sich mit den Herausforderungen
der gerontopsychiatrischen Pflege. Die klare Systematisierung
nach Gesundheitsverhaltensmustern und Fallbeispiele
machen das Buch zu einem praktischen Handwerkskoffer
für klinisch und ambulant Pflegende.

Volker Röseler
Professionelle Pflege bei Zwangsstörungen
2015, 144 Seiten + Downloadmaterial
24,95 €, ISBN Print 978-3-88414-634-7
19,99 €, ISBN eBook 978-3-88414-877-8

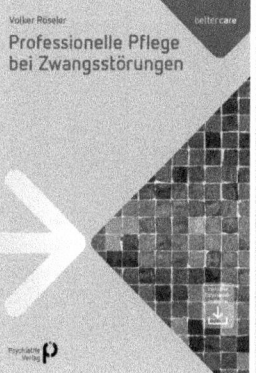

Klare Botschaften und klare Strukturen sind ein Muss im
Umgang mit zwangserkrankten Menschen. Dieser Band
schafft Verständnis für die oft fordernden Verhaltensweisen
und zeigt praxisnah, wie auch ein schwieriger Pflegeprozess
gelingen kann. Mit einem kommentierten Drehbuch für das
Expositionstraining.

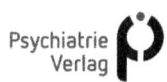
Psychiatrie
Verlag

Telefon 0221 167 989 -0
Fax 0221 167 989-20
E-Mail: verlag@psychiatrie.de
Internet: www.psychiatrie-verlag.de